T0280092

Sirt Food

Si deseas estar informado de nuestras novedades,
te animamos a que te apuntes a nuestros boletines
a través de nuestro mail o web:

www.amateditorial.com
info@amateditorial.com

Recuerda que también puedes encontrarnos
en las redes sociales.

🐦 @amateditorial
ⓕ facebook.com/amateditorial

Ibón García

Sirt Food

Kale, manzana, nueces, té verde,
soja, rúcula, perejil, dátiles...
y otros alimentos que adelgazan

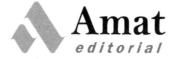

© Profit Editorial I., S.L., 2017
Amat Editorial es un sello editorial de Profit Editorial I., S.L.
Travessera de Gràcia, 18; 6° 2ª; Barcelona-08021

Diseño cubierta: XicArt
Maquetación: Eximpre SL

ISBN: 978-84-9735-960-3
Depósito legal: B 2609-2017
Primera edición: septiembre 2017

Impreso por Liberdúplex
Impreso en España – *Printed in Spain*

Índice

Agradecimientos

Quiero dar las gracias a todas y cada una de las personas que han pasado por mi vida y que me han aportado innumerables conocimientos y experiencias de vida. Gracias a todos ellos hoy soy la persona que soy.

En especial a mi familia: a mi padre que se fue muy pronto pero que dejó una imborrable impronta en mi vida, una gran persona y un amante de esas pequeñas cosas que realmente importan, que me inculcó la pasión y dedicación hacia todo lo que hacemos. Y, cómo no, a mi gran madre, fuente inagotable de energía y sabiduría, luchadora incansable que me hizo aprender la importancia de trabajar duro para conseguir tus propósitos en la vida. Luchó como nadie ante las adversidades hasta sus últimos momentos y se fue cuando ya no le quedaron motivos para seguir. Como gran amante de la cultura gastronómica, a ella le debo mi pasión por la buena mesa y por los mejores y más exquisitos platos. A mi hermana, un ejemplo de fortaleza. La vida nos enseñó desde muy pequeños que los golpes son a veces muy fuertes y siempre hay que levantarse para seguir adelante. Quiero agradecerle cómo dejó su vida para entregársela a mi madre hasta sus últimos días. A mis dos extraordinarios y maravillosos hijos, Carlos y Eneko, bellísimas personas que dan sentido al porqué de muchas cosas por las que uno sigue luchando, y a Noelia, la mejor esposa y madre que pude elegir para darles la vida.

Gracias a mis amigos por estar a mi lado en los buenos y malos momentos, por estar ahí en ocasiones a pesar de las distancias y por confiar en mí y apoyarme en todo momento.

Quiero mostrar mi agradecimiento a todos los profesores y profesionales que a lo largo de mi vida han conformado mi extensa formación en varios ámbitos, dándome una visión integral de la salud y las personas.

Mi agradecimiento también a todas las personas que a lo largo de mi trayectoria profesional han confiado en mí para mejorar sus vidas. Gracias a ellos hoy soy mejor persona y mejor profesional. En un mundo cada vez más tecnológico que debilita cada vez más las relaciones sociales, el vínculo empático entre terapeuta y cliente ahonda en lo más profundo de nuestra ancestral cultura de ayuda entre los seres humanos.

Y gracias a los socios con los que me he embarcado en este fantástico proyecto llamado Wellfit, donde junto a otros profesionales somos felices ayudando a los demás y haciendo lo que más nos gusta.

Gracias a todos.

Introducción

¿Has probado todo tipo de dietas? ¿Cansado de pasar hambre y conseguir nulos resultados? ¿Te has perdido y ya no sabes qué alimentos son los más adecuados para seguir una correcta nutrición?

Es hora de dejar de hacer dietas e incluir en tu vida una serie de superalimentos que por sí mismos te ayudarán en el proceso de empezar una vida nueva. Debemos beneficiarnos de la cantidad cada vez mayor de avances que se producen en el campo de la nutrición e incluirlos en nuestros hábitos de vida.

Allá por el año 1992 inicié en la Universidad de Navarra mis estudios sobre Dietética y Alimentación Humana, y desde entonces numerosas publicaciones sobre nutrición han ido conformando patrones de consumo diferentes generación tras generación. Crecí en un barrio a las afueras de San Sebastián, en el País Vasco, donde desde bien pequeño entendí los beneficios de los buenos alimentos y de unos correctos hábitos nutricionales que, desgraciadamente, año tras año y, sobre todo, en los grandes núcleos urbanos, han ido desapareciendo poco a poco.

Hoy en día, formamos parte de una sociedad estresada y al mismo tiempo sedentaria, que tiene acceso a mucha información pero que a la vez está altamente desinformada. Déjate guiar por nuestros consejos y descubrirás que los secretos para una vida mejor se encuentran dentro de nosotros; nos acompañan en nuestros genes más ancestrales: unos genes Sirt cuya activación ha conseguido perpetuar la supervivencia de todos los seres vivos.

¡Ahora tenemos la llave para saber qué alimentos pueden producir la activación de estos genes y aumentar nuestra calidad de vida!

1

Últimos avances en investigación nutricional

Queremos saber más de la relación entre nutrición y salud

Han sido los propios científicos quienes han puesto de manifiesto la trascendencia de una buena alimentación para una mejor calidad de la vida de las personas. Uno de los más grandes bromatólogos de España, el eminente médico e investigador Francisco Grande Covián, afirmó que, gracias al estudio científico de la nutrición, se ha podido tener un conocimiento exacto del significado que tiene la alimentación para el desarrollo y conservación de la especie humana, para mejorar la salud física y para prolongar la duración de la vida.

Al mismo tiempo, la sociedad solicita cada vez más una alimentación de calidad.

Llevamos ya muchos años oyendo hablar sobre las virtudes y defectos de muchos de nuestros alimentos cotidianos. De generación en generación y de madre a madre hemos ido adoptando los conocimientos y sabiduría adquiridos. Sin ir más lejos, recuerdo perfectamente los sabios consejos de mi querida madre acerca de sus teorías alimentarias sobre lo mejor y peor de cada comida. Ellas, las madres, más que nadie, se han adelantado, a veces de forma inconsciente, a los futuros descubrimientos sobre las virtudes nutricionales de algunos alimentos.

Durante mucho tiempo se ha promovido el consumo de alimentos que hoy en día están en cuestión y, de la misma manera, alimentos y conductas nutricionales desterradas durante muchos años resurgen con fuerza inusitada y se presentan como superalimentos después de exhaustivos estudios y su consiguiente divulgación.

Hoy en día, tenemos cada vez más información nutricional y los diferentes estudios que aporta en esta dirección la comunidad científica nos ayudarán a tomar decisiones acertadas a la hora de elegir los alimentos que conformen nuestra rutina dietética.

Múltiples investigaciones demuestran que el interés y la preocupación por la saludabilidad de la dieta han aumentado en la población general, y aquí incluimos también a las generaciones jóvenes, aunque también es cierto que la juventud, como el resto de la población, muestra en algunos aspectos comportamientos alimentarios desequilibrados que no son muy coherentes con los criterios de una alimentación sana.

Por otra parte, el interés de los ciudadanos por los nuevos alimentos es cada vez mayor, así como la tendencia a intentar conocer y discernir la saludabilidad de los mismos y la veracidad de las afirmaciones declaradas por la publicidad. El actual marco de oferta alimentaria hace necesario que el ciudadano esté cada vez más y mejor informado, por fuentes fidedignas e imparciales, de los principios nutricionales, así como de la naturaleza y los efectos de los nuevos alimentos, para valorar estos productos de forma crítica y fundamentada.

En esta dirección, es fundamental la investigación sobre los efectos fisiológicos y preventivos de los compuestos nutritivos y no nutritivos de los alimentos. Pero no lo es menos establecer los conceptos clave y el método adecuado que determine una correcta divulgación de estos conocimientos y, sobre todo, del mecanismo que determine una mejor comprensión de los factores básicos y generales que definen en conjunto una dieta sana y equilibrada.

¿Cuál es el camino a seguir?

La búsqueda constante, e infructuosa, del método definitivo para optimizar la salud del cuerpo humano acaba cuando descubrimos que, en realidad, es muy sencillo y se encuentra en nuestro pasado, en el estudio de la adaptación de los genes a su entorno durante millones de años. Los animales en libertad son fuertes y ágiles, comen lo que la naturaleza les ofrece y se mueven con patrones naturales.

La sociedad moderna ofrece un sinfín de beneficios, pero en muchas ocasiones nos aísla de nuestra verdadera naturaleza. Y, cuando separas a cualquier animal de su entorno natural, enferma. La clave es, por tanto, volver a lo que siempre ha estado ahí. Pero no te preocupes, no es necesario que abandones las comodidades modernas ni que te vayas a vivir a una cueva.

Es mucho más fácil: lo único que debes hacer es entender cuáles son los estímulos naturales que tu cuerpo espera y aprender a *simularlos* en el mundo moderno, sin renunciar a los beneficios de nuestro tiempo.

En resumen, para que tu salud progrese y tu cuerpo mejore, la fórmula es así de sencilla:

PROGRESO = Biología evolutiva + Respaldo científico + Experiencia personal

El concepto *biología evolutiva* se refiere precisamente a entender cómo se ha ido adaptando nuestra biología al entorno y qué estímulos espera para mejorar. Es un excelente marco teórico de partida, pero todo lo que proponemos está también respaldado por la ciencia, idealmente por ensayos clínicos serios. Y, por último, nada puede reemplazar a la experiencia personal. Te daremos pautas generales que funcionan, pero tendrás que adaptarlas a tus preferencias, al tiempo disponible y a los resultados que obtengas. La vida es un aprendizaje continuo.

Estudios recientes en el campo de la alimentación

Dieta mediterránea y prevención de enfermedades cardiovasculares y cáncer

La primera causa de morbilidad y mortalidad en el siglo XXI continúa siendo la enfermedad cardiovascular, y, de acuerdo con las previsiones de la Organización Mundial de la Salud, la enfermedad coronaria y los accidentes vasculares cerebrales continuarán siendo la principal causa de muerte en el año 2030.

Es posible que esta epidemia acabe minando los sistemas nacionales de salud e incluso limite enormemente el crecimiento económico mundial. Sin embargo, podría limitarse o incluso reducirse con un cambio de la sociedad a un estilo de vida y una alimentación más sana, como, por ejemplo, la dieta mediterránea.

Actualmente, una de cada tres muertes se atribuye a una causa cardiovascular. Tanto la alimentación como el estilo de vida se consideran piezas clave en la prevención de las enfermedades cardiovasculares. Cada día se dispone de más evidencias científicas sobre el papel protector de la dieta mediterránea tradicional en la prevención primaria de estas enfermedades. Los últimos resultados de grandes estudios van todos en esta dirección.

La dieta mediterránea mejora el metabolismo de la glucosa, reduce la presión arterial, mejora el perfil lipídico y disminuye los marcadores de inflamación relacionados con la arteriosclerosis, además de reducir la concentración plasmática de colesterol LDL oxidada y otros marcadores sistémicos de oxidación.

Alimentos antioxidantes y cáncer

Estamos convencidos de que hay evidencias científicas suficientes para potenciar los hábitos dietéticos que incluyan el consumo de nutrientes antioxidantes tanto en prevención primaria como secundaria y terciaria del cáncer.

Existe evidencia de que la ingesta de antioxidantes reduce el riesgo de sufrir ciertos cánceres, desde la iniciación hasta la progresión y aparición de metástasis. Esto ha dado lugar al uso de suplementos dietéticos con antioxidantes. Como agentes preventivos, se han utilizado de forma aislada o en combinación durante tiempos cortos e incluso a largo plazo.

Pese a tantas investigaciones sobre el tema, no está claro el efecto específico del uso de suplementos dietéticos con antioxidantes, ni se han establecido dosis efectivas por grupos de edad y estados de riesgo para prevenir un proceso de iniciación de cáncer. Lo que sí está claro y es recomendable es evitar la ingesta de ciertos alimentos o la exposición a potenciales carcinógenos que están presentes en muchos de los productos que consumimos habitualmente.

Consumir en nuestra dieta, al menos, cinco raciones diarias de vegetales garantiza un aporte adecuado de vitaminas y minerales con propiedades antioxidantes, además de fibra dietaria. Como recomendación complementaria sería adecuado consumir aquellos alimentos con más poder antioxidante o capacidad de neutralizar radicales libres.

Las grasas no son tan malas como pensamos

Se ha llegado a la conclusión de que el consumo de grasas es nocivo debido a las siguientes razones:

- El concepto de que si comes grasa acumulas grasa, lo cual es simplemente falso.

- La idea, también errónea, de que lo único que importa para regular el peso son las calorías ingeridas.

Es cierto que la grasa tiene 9 calorías por gramo frente a 4 calorías por gramo de las proteínas o los hidratos de carbono. Lo que no se tiene en cuenta es la capacidad saciante de las grasas (también de las proteínas) mientras que los hidratos de carbono, especialmente los refinados, generan picos de azúcar en sangre que provocan que tu cuerpo "reclame" más carbohidratos. Las calorías importan, pero mucho más la procedencia de las mismas.

- Una serie de estudios iniciados en las décadas de los cincuenta y sesenta que, de manera poco concluyente en su momento (y hoy sabemos que equivocada totalmente), nos hicieron creer que el consumo de grasas tenía incidencia en las enfermedades coronarias.

Tipos de grasas

Se distinguen dos tipos principales de grasas, si bien todas tienen algún componente de ambos tipos:

- Grasas insaturadas, formadas principalmente por ácidos grasos insaturados, y que se subdividen a su vez en:

  - Grasas monoinsaturadas: son líquidas a temperatura ambiente. Se encuentran en alimentos como aceite de oliva, aguacate y almendras.

  - Grasas poliinsaturadas: son líquidas incluso a bajas temperaturas, y proceden principalmente de fuentes animales (pescados azules: salmón, atún, sardinas...) y vegetales (aceite de girasol, maíz, soja...).

- Grasas saturadas: la grasa saturada juega un papel

clave en nuestro organismo. Este tipo de grasa ha sido demonizada por la industria de la salud por su alto contenido en colesterol.

- Grasas trans: están en una categoría aparte, ya que básicamente son grasas artificiales, creadas a partir de la hidrogenación de grasas vegetales, con el objetivo de alargar la vida de los productos procesados a costa de acortar la tuya.

Estas últimas son las verdaderas grasas malas, las que debes evitar a toda costa, pero lamentablemente están presentes en múltiples productos, como margarina, galletas, bollería, muchos alimentos de comida rápida... Cuando leas los ingredientes de un producto procesado y veas que pone "aceite vegetal parcialmente hidrogenado" o similar, ¡huye!

Es cierto que en carnes de vaca y en productos lácteos hay presencia, aunque mínima, de grasas trans. A pesar de llevar el mismo nombre, no tienen nada que ver, desde el punto de vista de impacto en tu salud, con las grasas trans creadas artificialmente a partir de aceites vegetales.

En resumen, todas las grasas naturales juegan un papel muy importante en tu salud, y en el fondo lo importante es el equilibrio adecuado. Las grasas dañinas, las que realmente debes evitar, son las grasas artificiales (trans o vegetales hidrogenadas).

El huevo como el último superalimento

Muchos alimentos han sido injustamente demonizados en las últimas décadas. De todos ellos, el huevo se ha llevado la peor parte.

El huevo es un poderoso alimento:

- La mejor fuente de proteína natural por su valor biológico y utilización neta de proteína. Solo lo superan suplementos de proteína aislada (como proteína de suero).

- Rico en vitaminas (A, D, K, B2, B5, B12) y minerales (hierro, fósforo, potasio, selenio).

- Excelente aporte de colina, un nutriente fundamental para el cerebro. Según los estudios disponibles, solo el 10 % de la población llega a la cantidad recomendada.

- La yema es fuente de carotenoides, como luteína y zeaxantina, nutrientes muy importantes para mejorar la vista.

- Bajo en calorías. Las calorías no son la cuestión principal pero importan, y un huevo tiene únicamente 70-80 calorías.

- Fuente de omega-3, dependiendo en gran medida de la alimentación de la gallina.

- Saciante. Empezar la mañana con un par de huevos hace que comas menos durante el día y ayuda a adelgazar.

Con estas credenciales, el único motivo para limitar su consumo sería el colesterol y el supuesto riesgo para nuestra salud coronaria. ¿Está justificado el miedo? Hay que empezar por entender que el cuerpo necesita colesterol, y tu cerebro también. La mayor parte del colesterol la produce el hígado. Si aumentas la ingesta de colesterol, tu hígado produce menos. Si comes poco colesterol, el hígado produce más.

Por tanto, en la mayoría de personas la ingesta de colesterol tiene poco impacto en el colesterol en sangre. Incluso ingerir cinco veces la cantidad de colesterol máxima recomendada (equivalente a siete u ocho huevos al día) no produce un aumento relevante del colesterol en sangre. De hecho, el leve aumento del colesterol total que se produce al aumentar la ingesta de huevos es principalmente del tipo HDL, protector contra la enfermedad coronaria.

Los huevos reducen el nivel de inflamación (un factor clave en la enfermedad coronaria), posiblemente por el aumento del colesterol HDL y del antioxidante luteína, que modulan ciertas respuestas inflamatorias.

Tres huevos enteros al día mejoran el perfil lipídico y reducen la resistencia a la insulina en comparación con comer solo las claras. Además, añadir huevos mejora los síntomas del síndrome metabólico.

Un amplio estudio observacional realizado en Japón en más de 90.000 personas no ha encontrado asociación entre el consumo de huevos y el riesgo de enfermedad cardiovascular.

Otro estudio observacional llevado a cabo en Estados Unidos ha encontrado una relación inversa entre el consumo de huevos (más de siete a la semana) y enfermedad coronaria. Es decir, a más huevos menos enfermedad. Un metaanálisis de 17 estudios tampoco ha hallado ningún tipo de asociación entre el consumo de huevos y enfermedad coronaria.

Todos estos datos consagran al huevo como un gran ingrediente a tener en cuenta en nuestra alimentación. Evidentemente, cada huevo tiene un valor diferente según su procedencia. ¿Te has fijado alguna vez en el código que hay impreso sobre cada huevo? Pues bien, nos indica que todos los huevos no son iguales, al menos para las gallinas que los ponen.

Su primer dígito, entre el 3 y el 0, seguido de las dos primeras letras del país de origen (ES para España) ofrece información sobre el grado de bienestar con que han sido criadas estas aves. El resto de números pertenecen al código de identificación propio de cada productor.

Gallinas criadas en jaulas

Los huevos marcados con el 3 proceden de gallinas que viven en jaulas sin apenas espacio para moverse. Las instituciones europeas se han pronunciado respecto a los inconvenientes que esto genera a nivel de bienestar animal. Una directiva comunitaria de 1999 obligó a aumentar el espacio para cada gallina dentro de la jaula de 550 centímetros cuadrados a 750 centímetros cuadrados. Pero esta medida, que no ha sido obligatoria hasta 2012, solo garantiza que cada animal dispone de un espacio similar al que ocupa una hoja de papel A4, 627 centímetros cuadrados.

Gallinas criadas en suelo

Aunque en este caso las gallinas no viven en jaulas, las aves que ponen los huevos marcados con el 2 permanecen en naves cerradas a lo largo de su vida, sin posibilidad de acceder al exterior. La densidad de gallinas por unidad de superficie también es alta, con hasta 12 por metro cuadrado.

Gallinas criadas al aire libre

El número 1 se corresponde con huevos de animales criados en gallineros que pueden ser similares a los anteriores pero que, además, tienen acceso a corrales al aire libre.

Gallinas criadas al aire libre con alimento ecológico

Estas gallinas, cuyos huevos se diferencian porque su primer dígito es el 0, también pueden acceder al aire libre, pero incorporan otro aspecto relevante. A diferencia de todas las anteriores, han sido criadas con alimentos procedentes de la agricultura ecológica y tienen restringida la administración de medicamentos, como los antibióticos.

2 Antioxidantes: freno al envejecimiento

Envejecimiento

Es evidente que la sociedad de hoy en día tiene un especial interés en torno al tema del envejecimiento y en cómo retrasarlo. Cada vez se estudian y analizan más a fondo los factores que puedan lentificar el envejecimiento. Es cierto que nuestras células envejecen y tienen los días contados, pero continuamente se están descubriendo cosas nuevas sobre los factores que ocasionan el envejecimiento y sobre cómo podemos influir en ellos para mantenernos jóvenes.

El envejecimiento consiste en el desgaste progresivo de todas las células del cuerpo, lo que se traduce en un metabolismo más lento, falta de energía y una disminución de nuestras capacidades físicas y psíquicas. Envejecemos desde que nacemos. Ahí empieza nuestro proceso de desgaste celular, que termina el día en que nos vamos de este mundo.

El 50 % de los signos de envejecimiento que presentamos son el resultado de nuestro estilo de vida, el otro 50 % es de carácter genético. El 80 % de la radiación solar que va a afectar a nuestro envejecimiento ya se ha producido entre los 0 y los 18 años. Es a partir de los 30 años cuando los efectos dañinos del sol en nuestro organismo serán más patentes.

Existen dos claros factores que afectan a nuestro envejecimiento:

Factores intrínsecos o genéticos	Factores extrínsecos o no genéticos
• Longevidad característica de cada especie	• Ambientales (tabaco, exposición solar, contaminantes…)
• Longevidad familiar	• Estilo de vida (dieta, ejercicio, sedentarismo, tabaquismo, trabajo, estrés emocional, etc.)
• Mayor esperanza de vida en mujeres	
	• Enfermedades crónicas que aceleran el envejecimiento

Como entrenador personal y nutricionista creo firmemente en la fusión entre la buena alimentación y el ejercicio moderado como pauta firme y efectiva para luchar contra el envejecimiento y sus consecuencias. En los próximos capítulos te mostraré los beneficios de una lista de alimentos que te garantizarán una salud óptima.

Radicales libres

Los átomos o moléculas inestables conocidos como radicales libres se producen en el organismo como producto del metabolismo normal y como parte de su defensa natural contra las enfermedades. Estas moléculas inestables buscan emparejarse, creando más moléculas inestables en el proceso, lo cual produce una reacción en cadena que altera el equilibrio normal de los sistemas biológicos y que con el tiempo conduce a la muerte celular.

En ocasiones, el organismo reacciona en exceso e incrementa significativamente la producción de radicales libres, a la vez que libera más moléculas inestables de las que necesita. Los factores que pueden desencadenar su sobreproducción son el humo del cigarrillo, los rayos X, los medicamentos, determinados productos químicos de uso doméstico, la contaminación atmosférica, los pesticidas, la sobreexposición a la luz ultravioleta, las enfermedades, el consumo de ciertos alimentos y hasta el ejercicio excesivamente intenso.

Los radicales libres contribuyen en gran medida a la aparición de muchas enfermedades, entre ellas el cáncer, enfermedades coronarias, respiratorias, oculares, inflamatorias (como la artritis), neurológicas (como el Parkinson), presión alta y deficiencias inmunológicas.

Antioxidantes

El organismo cuenta con un mecanismo de defensa contra los radicales libres: los antioxidantes. Estas enzimas y nutrientes de la sangre convierten en inofensivos a los radicales libres. Entre estos nutrientes protectores se incluyen el hierro, el cinc, el cobre, el manganeso, el selenio, así como las vitaminas A, C y E. Otras sustancias vegetales brindan también protección contra el daño que ocasionan los radicales libres: los carotenos y diferentes polifenoles como los flavonoides.

Los antioxidantes son unas moléculas que se encargan de evitar la oxidación de otras moléculas, especialmente cuando estas están expuestas a la acción de los radicales libres. Gracias a esta función, los antioxidantes tienen la capacidad de retrasar el desgaste y deterioro de piel, órganos y tejidos.

El consumo de antioxidantes en la dieta es clave para gozar de una buena salud. Cuando se consumen frecuentemente, el cuerpo tiene la capacidad de regenerarse, prevenir el envejecimiento prematuro y, sobre todo, de hacer frente a los radicales libres que, si se les deja a su aire, pueden ocasionar problemas de salud y enfermedades graves.

Existen alrededor de 8.000 tipos de antioxidantes, aunque no todos actúan de la misma manera sobre el organismo. Hay algunos que combaten directamente los radicales libres, otros que solo actúan en partes específicas de una célula y aún otros que responden únicamente ante determinadas condiciones. En cualquier caso, lo más importante es proporcionarle al cuerpo una cantidad diaria significativa de antioxidantes con el fin de que se refuerce y pueda realizar sus funciones apropiadamente. Y aquí entran en juego nuestros alimentos Sirt, poseedores todos ellos de grandes cantidades de antioxidantes que nos ayudarán a combatir estos radicales libres y a que nuestro organismo se mantenga en un estado óptimo de salud.

3

Colesterol:
mitos y realidades

Hace poco tiempo se publicó un estudio sobre el poder de una correcta nutrición, con el objetivo de prevenir infartos de miocardio e infartos cerebrales. Ha sido el mayor estudio que se ha realizado en el mundo sobre nutrición, con más de 7.000 participantes y 200 investigadores, y ha tenido una duración de cinco años.

A un grupo de participantes se le indicó que siguieran una dieta baja en calorías y grasas, similar a la que hoy en día recomiendan muchos profesionales de la salud, basada en la restricción calórica. Simultáneamente, se indicó a otro grupo que siguiera una dieta más mediterránea, que incluía alimentos Sirt típicos de la misma, como el aceite de oliva virgen y los frutos secos. Es decir, se trataba de una dieta basada en la calidad nutricional de los alimentos y no en el aporte calórico de los mismos.

Pronto se obtuvieron varias conclusiones. Por ejemplo, los pacientes del segundo grupo, a pesar de seguir una dieta más calórica, perdían peso y perímetro abdominal de forma más marcada que los del primer grupo.

También advirtieron que el segundo grupo reducía de forma muy intensa el riesgo de padecer infartos de miocardio y cerebrales (un 50 % en el caso de los infartos cerebrales y un 30 % en el caso de los infartos cardiacos).

Estos datos contrastaban con la capacidad de los fármacos para reducir el colesterol, que disminuían el riesgo de problemas cardiovasculares solo en un 1,8 %. Los resultados fueron tan rotundos que muchos de los investigadores participantes cambiaron su propia dieta. Incluso se llegó a suspender el estudio para que el primer grupo tuviera la opción de seguir la misma dieta que el segundo.

La conclusión, pues, es clara: puede obtenerse una importante reducción del riesgo de padecer enfermedades cardiovasculares con un simple cambio de hábitos alimentarios. La incorporación de alimentos vinculados a la dieta mediterránea es muchísimo más efectiva que la ingesta de medicamentos anticolesterol, recetados habitualmente para evitar o paliar dichas enfermedades.

Sin embargo, conviene hacer una aclaración importante al respecto: aunque llevamos años con la falsa creencia de que el colesterol es un encarnizado enemigo de la salud, la realidad es que es absolutamente necesario: protege la piel y evita su deshidratación; confiere elasticidad a los glóbulos rojos; es esencial en el desarrollo cerebral del recién nacido, y es un precursor de la síntesis de vitaminas y diversas hormonas esteroideas, entre ellas las hormonas sexuales masculinas y femeninas (regulación de los ciclos vitales, formación de músculo y hueso, sueño), de la aldosterona (regula el metabolismo mineral) y del cortisol (resistencia al estrés, metabolismo de la glucosa). Además, es la fuente de donde proceden los ácidos biliares, constituyentes de la bilis, prodigioso humor vital reconocido desde los tiempos hipocráticos, sin el cual la vida sería simplemente imposible (regula la digestión de grasas y la deposición).

El colesterol es la base para la síntesis de esa portentosa vitamina que es el colecalciferol, o vitamina D, de vital importancia para la actividad mitocondrial y la energía celular. Es antialérgico, aumenta la coagulabilidad (hemostático), es la base del rendimiento psicofísico y protege frente al cáncer e infecciones.

Además, el colesterol es uno de los pilares para la síntesis de la membrana celular. Todas las células de nuestro organismo poseen una membrana (una capa doble de lípidos) que contiene todos los orgánulos de la célula y que le permite la comunicación e interacción con otras células. Por último, el colesterol está también involucrado en la creación de sinapsis neuronales, contribuyendo a mantener la delicada homeostasis entre el medio interno celular y su entorno.

La polémica que gira en torno al colesterol parte de la falsa afirmación:

"El consumo de alimentos ricos en colesterol y el correlativo incremento de su concentración en la sangre (hipercolesterolemia) provocan arteriosclerosis y conducen finalmente al infarto cardiaco y al ataque cerebral".

La realidad es que ningún estudio efectuado en humanos ha logrado demostrar que el colesterol sérico elevado haya sido causa de arteriosclerosis o infarto de miocardio. Por el contrario, un bajo nivel de colesterol en sangre conlleva graves enfermedades que pueden resultar mortales. Nunca en la historia de la ciencia de la nutrición y de la salud un compuesto ha sido tan demonizado como el colesterol.

Afortunadamente, muchos estudios demuestran que el colesterol no está relacionado con los accidentes cardiacos, y que las estatinas, tan recetadas para bajar sus niveles, no los previenen.

Las estatinas, por otro lado, tienen efectos secundarios graves que no deben perderse de vista: desestabilizan las membranas celulares e interfieren en sus procesos metabólicos y enzimáticos.

Por tanto, si aun sabiendo que el colesterol no solo no es tan peligroso como creías, sino que es necesario para el organismo, deseas bajar sus niveles, hazlo con dieta y ejercicio moderado, reduce el consumo de azúcar y de hidratos de carbono de rápida absorción, así como de alimentos plagados de aditivos alimentarios derivados del petróleo y los azúcares. Evita los refrescos, el alcohol, los fritos y sobre todo las grasas trans y aumenta en tu dieta las cantidades de ajo, cebolla, alcachofa, limón y aceite de oliva virgen extra.

4 La maravillosa historia de los alimentos Sirt

Inconvenientes de las dietas basadas en el ayuno para la pérdida de peso

Las dietas basadas en el ayuno han experimentado un tremendo auge en los últimos años, y por buenas razones. Los estudios demuestran que los seguidores del ayuno (la restricción calórica moderada diaria o el más grave pero menos frecuente ayuno intermitente) esperan perder una media de 6 kilos en 6 meses y reducir sustancialmente el riesgo de desarrollar enfermedades.

Cuando ayunamos, la reducción calórica activa las reservas de energía de nuestro organismo y sobrevienen una serie de cambios positivos. Se activan los procesos de quema de grasas, el proceso de almacenamiento de grasa se detiene y nuestro organismo pasa de estar en *modo crecimiento* a *modo supervivencia.*

No obstante, hay un coste asociado a todo esto. La reducción energética produce inexorablemente hambre, irritabilidad, fatiga y pérdida de masa muscular. Y este es precisamente el mayor problema de estas dietas. Las hacemos bien y funcionan, se produce una evidente pérdida de peso, pero a la mayoría de nosotros nos hacen sentir deprimidos y acabamos abandonándolas. Esto nos plantea una gran pregunta: ¿es posible alcanzar una pérdida de peso importante sin tener que efectuar una restricción calórica tan intensa con sus correspondientes inconvenientes?

Genes Sirt y superalimentos Sirt: pérdida de peso sin ayuno

Los genes Sirt están encargados de la reparación y el rejuvenecimiento celular. Aceleran su actividad cuando ayunamos, recurriendo a las reservas de grasa de nuestro cuerpo. Al mismo tiempo ofrecen una mayor resistencia a las enfermedades crónicas degenerativas.

Los alimentos Sirt son ricos en nutrientes especiales, que al consumirlos son capaces de activar los mismos genes Sirt responsables de la delgadez que se activan en los procesos de ayuno, a través de unas proteínas denominadas *sirtuinas*, que actúan como mensajeros de los citados genes de la delgadez o genes Sirt.

Los alimentos Sirt actúan como reguladores del metabolismo de todo nuestro organismo, consiguiendo notorios cambios en la quema de grasas y produciendo simultáneamente un incremento de la masa muscular y una mejora de la salud celular.

Los primeros indicios de su existencia se remontan a unos estudios realizados en 2003, donde los investigadores descubrieron que el resveratrol, un compuesto encontrado en la piel de la uva roja y en el vino tinto, aumentaba considerablemente el tiempo de vida de la levadura, consiguiendo el mismo efecto que la restricción calórica pero sin pagar el elevado precio del descenso energético y de la pérdida de la masa muscular. Cuando los investigadores constataron que otros compuestos del vino tinto ejercían el mismo efecto, pudieron explicar los beneficios para la salud de esta interesante bebida.

A partir de este descubrimiento, surgió un enorme interés por investigar qué otros alimentos contenían cantidades importantes de estos nutrientes especiales capaces de desencadenar unos efectos tan beneficiosos en el organismo. Poco a poco, las investigaciones han ido reuniendo una colección de estos superalimentos Sirt. Aunque posiblemente alguno de ellos no sea muy conocido, como el apio de monte británico, prácticamente todos son alimentos muy disfrutados en nuestra cocina, como el aceite de oliva virgen, cebollas rojas, perejil, chile, col rizada, fresas, nueces, alcaparras, cacao, té verde e incluso el café.

Más allá de los beneficios de la restricción de calorías del ayuno

Desde aquel descubrimiento en el año 2003, las noticias sobre los efectos positivos de los alimentos Sirt se han seguido produciendo de forma ininterrumpida. Nuevas investigaciones han determinado que sus beneficios van más allá de los conseguidos por una restricción calórica.

Veamos a continuación los principales beneficios adicionales de la activación Sirt en las patologías más frecuentes:

- Protege la salud cardiaca, mejorando su función. Asimismo, ayuda a nuestras arterias metabolizando el colesterol de una manera más eficiente y protegiéndolas de los atascos que se producen en ellas, conocidos como *arterioesclerosis*.

- Incrementa la cantidad de insulina que el organismo puede secretar y ayuda a su eficiencia.

- Aumenta las comunicaciones neurológicas en el cerebro, mejorando las funciones cognitivas y reduciendo las inflamaciones cerebrales.

- Aumenta la producción de osteoblastos en los huesos, las células encargadas de regenerar el tejido óseo.

- Los últimos estudios muestran también que la activación Sirt puede ayudar a suprimir cánceres tumorales. No es de extrañar que aquellas culturas que comen en abundancia alimentos Sirt posean una baja incidencia de cáncer en su población.

Todo esto nos lleva a una interesante conclusión: introduce en tu dieta los alimentos Sirt de forma natural, no como comprimidos sintetizados, y aumenta de forma considerable tu calidad de vida a todos los niveles.

Alimentos Sirt: nuestro Top 20

Como ya hemos visto anteriormente, los genes Sirt se pueden activar de varias maneras: con una restricción calórica, ayunando o con el ejercicio físico. Pero, como sabemos, hay otra forma de activarlos: los alimentos. Nos referimos a los alimentos capaces de activar las proteínas sirtuinas: los alimentos Sirt.

No hay duda de la relación directa entre el consumo de frutas y verduras y su efecto positivo sobre muchas enfermedades crónicas, como las patologías cardiovasculares y el cáncer. Su alto contenido en nutrientes, tales como vitaminas, minerales y, por supuesto, antioxidantes, las han situado en el *top* de nuestra alimentación. Este es un hecho innegable que te permitirá luchar contra tus radicales libres y sus dañinos efectos.

Pero, ¿qué hace realmente diferentes a los alimentos Sirt? Aunque pueda parecer extraño poseen cantidades muy pequeñas de toxinas que pueden crear en nuestro organismo reacciones muy beneficiosas.

Para explicar esto, vamos a volver a los efectos de la activación sirtuina provocados por ayunos y ejercicios que tantos beneficios nos acarrean. ¿Qué tienen todos en común? La respuesta es estrés. Este leve estrés controlado provoca que el organismo tenga que adaptarse, lo que nos hace más fuertes, sanos y resistentes. Y, como ya sabemos, estas adaptaciones están orquestadas por los genes Sirt, que se activan en respuesta a estos agentes estresantes e inician una serie de cambios favorables en nuestro organismo. La palabra técnica para la adaptación a este estrés se denomina *hormesis*, un fenómeno que se produce cuando el organismo reacciona favorablemente a la exposición de una dosis baja de un contaminante o de una toxina, que en dosis altas sería letal. En otras palabras, lo que resulta tóxico en grandes cantidades, es beneficioso en dosis pequeñas.

Todos los organismos están sujetos a la hormesis, incluso las plantas. Durante miles de millones de años han tenido que irse adaptando a cambios ambientales para sobrevivir, con lo cual han desarrollado procesos muy sofisticados en respuesta a diferentes agentes estresantes, tales como la deshidratación, la exposición solar, la privación de nutrientes o el ataque de agentes patógenos. Lo han conseguido produciendo unas sustancias químicas llamadas *polifenoles* que les han permitido adaptarse continuamente al ambiente y, consiguientemente, sobrevivir.

Cuando consumimos estas plantas también consumimos los polifenoles, que impulsan en nuestro organismo vías de respuesta a este estrés. Son este tipo de plantas y sus frutos lo que conocemos como *alimentos Sirt*. En la tabla siguiente enumeramos nuestro Top 20 de alimentos Sirt:

	Alimento Sirt	Nutriente activador del gen Sirt
1	Aceite de oliva virgen extra	Oleuropeína, hidroxitirosol
2	Achicoria roja	Luteína
3	Alcaparras	Kaempferol, quercetina
4	Apio	Apigenina, luteolina
5	Apio de monte o levístico	Quercetina
6	Cacao (chocolate)	Epicatequina
7	Café	Ácido cafeico, ácido clorogénico
8	Cebolla roja	Quercetina
9	Chile (pimentón)	Luteolina, mircetina
10	Col rizada o berza	Kaempferol, quercetina
11	Cúrcuma	Curcumina
12	Dátiles	Ácido gálico, ácido cafeico

Alimento Sirt	Nutriente activador del gen Sirt
13 Fresas	Fisetina
14 Nueces	Ácido gálico
15 Perejil	Apigenina, miecetina
16 Rúcula	Kaempferol, quercetina
17 Soja	Daidzeína, formononetina
18 Té verde (especialmente té verde matcha)	Galato de epigalocatequina (EGCG)
19 Trigo sarraceno	Rutina
20 Vino tinto	Resveratrol, piceatanol

Los otros alimentos Sirt

Hemos hablado del gran poder de estos 20 alimentos Sirt, pero hay otros muchos que producen moderados niveles de nutrientes Sirt activadores, consiguiendo de esta manera que podamos ampliar la diversidad y variedad de nuestra dieta. Frutos secos como los pistachos o las castañas y granos integrales como la quinua son alimentos muy interesantes a incluir en nuestra nueva dieta para una vida saludable.

A continuación enumeramos estos otros alimentos a tener en cuenta:

Vegetales
- Alcachofas
- Espárragos
- Pak choi o col china
- Brócoli

- Endivias
- Judías verdes
- Chalotas o escalonias
- Berros
- Cebolla blanca
- Achicoria amarilla

Frutas
- Manzanas
- Ciruelas negras
- Moras
- Grosellas
- Arándanos
- Bayas de Goji
- Kumquat o naranja china/enana
- Frambuesas
- Uva roja

Frutos secos
- Castañas
- Pistachos
- Semillas de chía
- Cacahuetes
- Nuez pecán
- Semillas de girasol

Granos
- Quinua
- Harinas integrales

Judías

- Habas
- Judía blanca

Hierbas y especias
- Cebollines
- Eneldo
- Orégano seco
- Salvia seca
- Jengibre
- Menta
- Pimientos picantes/chiles
- Tomillo seco o fresco

Bebidas
- Té negro
- Té blanco

Como puedes ver, la facilidad para introducir los alimentos Sirt en una alimentación equilibrada es enorme. Si al revisar las listas anteriores compruebas que consumes más de uno y, aun así, no consigues perder peso, deberías plantearte si la cantidad ingerida es la correcta y, si no lo es, incrementar diariamente los nutrientes activadores de proteínas sirtuinas.

En este punto, la capacidad sinérgica de los alimentos Sirt cobra un importante valor. La combinación de los diferentes nutrientes aumenta el poder de activación de estas proteínas. Si juntamos la quercetina de la cebolla roja con el resveratrol del vino tinto aumentaremos la biodisponibilidad de ambos, produciéndose una mayor absorción y el consiguiente incremento de la activación sirtuina.

Asimismo, algunos de los nutrientes provocan una mejora ostensible en los saludables efectos provocados por los alimentos Sirt. Por ejemplo, se ha demostrado que el aminoácido esencial leucina amplía los beneficios de estos genes Sirt.

Alimentos Sirt alrededor del mundo

La denominación *zonas azules* trae a la mente agua, transparencia, un poco de sol y mucha tranquilidad. Pero, más allá de la belleza que evoca la combinación de esas dos palabras, las zonas azules son lugares donde existe la mayor concentración de personas longevas del mundo y, lo más importante, personas longevas y sanas.

El término fue popularizado por el periodista Dan Buettner en su libro *The blue zones: Lessons for living longer from the people who've lived the longest (National Geographic)*. Durante años estudió la vida y la alimentación en esos lugares intentando descubrir los secretos de una buena longevidad.

Okinawa, Japón

Okinawa es seguramente una de las provincias más pobres de Japón, y es también el lugar donde existen los *moai,* una especie de comité social al que se pertenece desde la niñez y que dura toda la vida. Sus miembros hablan, beben sake y se cubren las espaldas entre ellos en los tiempos difíciles.

La socialización parece ser una de las claves de la longevidad, pero también tener un propósito vital. Los ancianos de Okinawa siempre tienen algún motivo para salir a la calle. Apenas existe la jubilación; de hecho, en esta isla vive el mayor número de féminas activas de más de 70 años.

Otras claves las podemos encontrar en la dieta: alto consumo de vegetales y bajo consumo calórico. Okinawa tiene el mayor consumo per cápita de tofu (queso de soja) del mundo. La máxima nutricional que mueve a sus habitantes viene de Confucio: "Hara hachi bu: comer hasta que tu estómago esté al 80 % de su capacidad, es decir, comer sin llenarnos. El elevado consumo de alimentos Sirt, como el té verde o la soja, hace de Okinawa una de las poblaciones del mundo más longevas.

Ikaria, Grecia

Los habitantes de Ikaria viven una media de ocho años más (uno de cada tres habitantes logra superar los 90 años) y con uno de los porcentajes más bajos de demencia senil.

En esta isla griega, la siesta, el vino y el sexo son muy bien considerados. Sus habitantes poco o nada saben de gimnasios, pero su medio de transporte fundamental son los pies y los instrumentos de trabajo que utilizan son manuales. Se dice que también son muy sociables y no usan despertador, ni tan siquiera reloj.

Su dieta es una variante de la tan conocida dieta mediterránea, que nos proporciona grandes cantidades de alimentos Sirt: aceite de oliva virgen extra, nueces, fresas, vegetales, hierbas, especias y, por supuesto, vino tinto. El seguimiento de la dieta mediterránea, además de ayudar a controlar el peso e incrementar la sensación de bienestar físico y mejora el funcionamiento de diversos órganos, como el riñón y el corazón. Asimismo, se ha descubierto que la tasa de mortalidad por cáncer es menor entre quienes la practican que en los países del norte de Europa o de América, que tienden a abusar más de comida rápida, alimentos precocinados y grasas.

Islas San Blas en Panamá y sus indios americanos Kuna

Estos indígenas se caracterizan por tener unos índices muy bajos de obesidad, diabetes, cáncer y muerte prematura, y parece que resultan inmunes a las presiones altas de sangre.

Uno de sus secretos radica en el elevado consumo de cacao, rico en flavonoides, potentes estimuladores de las proteínas sirtuinas. Estos compuestos mejoran la presión sanguínea, el control glucémico en sangre y la tasa de colesterol, mostrando efectos muy positivos en la diabetes y también en el cáncer. Asimismo, ejercen una mejora considerable en la memoria y actúan como rejuvenecedores de nuestro cerebro.

El oro sólido de la India

La cúrcuma, especia usada desde hace más de 4.000 años por la medicina ayurvédica, posee grandes cantidades de sustancias con activación sirtuina. Mejora los niveles de colesterol, el control glicémico en sangre y reduce las inflamaciones orgánicas. Es un ingrediente de la cocina india que contribuye a reducir la incidencia de cáncer en todo el país.

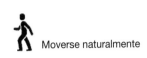 Moverse naturalmente

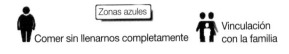 Comer sin llenarnos completamente

Vinculación con la familia

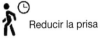 Reducir la prisa

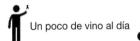 Un poco de vino al día

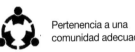 Pertenencia a una comunidad adecuada

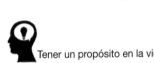 Tener un propósito en la vida

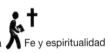 Fe y espiritualidad

 Dieta con base en verduras y frutas

Prácticas comunes en las zonas azules

Alimentos Sirt en diferentes tipos de dietas

Es cierto que la gente es cada vez más consciente del cuidado de su cuerpo mediante una correcta alimentación, realizando dietas como la paleodieta, ayunos intermitentes, dietas bajas en hidratos de carbono, sin gluten, dietas depurativas, vegetarianas o veganas... Todas ellas tienen buenos fundamentos, ofrecen eficaces resultados en muchos casos y se han convertido para mucha gente en un estilo de vida.

Si estás siguiendo una alimentación de este tipo y te sientes bien, te recomendamos que incluyas en ella nuestra lista de alimentos Sirt, que no harán más que acentuar y potenciar todos los beneficios que una buena alimentación pueda estar proporcionándote.

Dieta del ayuno intermitente 5:2

La dieta rápida 5:2 consiste en dividir la semana en tres partes: cinco días con una alimentación relativamente normal y dos días de *ayuno*.

¿Cuáles son sus reglas?:

• Ser estricto con las calorías máximas a tomar los días de ayuno: 500 para las mujeres y 600 para los hombres. No se trata de un día con *menos* calorías, sino de un día realmente muy bajo en calorías.

• Lo que mejor funciona es hacer solo dos ingestas el día de ayuno, por ejemplo, el desayuno y la cena.

• Mejor si los alimentos son a base de verduras y proteínas. Si tomas hidratos de carbono, que sean de liberación lenta y evita los azúcares refinados. Además, bebe mucha agua.

• También hay trucos que te pueden ayudar a seguir la dieta: mantente ocupado, busca la complicidad de los amigos y escoge los días que no tienes compromisos sociales.

• Puedes comer *normalmente* los demás días de la semana: 2.000 calorías para las mujeres, 2.500 calorías para los hombres.

Los semiayunos ocasionales son buenas herramientas para conseguir una buena depuración en el organismo y estimular el cuerpo a que movilice depósitos grasos. El problema de esta dieta es que suele producir en la gente una sensación de hambre difícil de llevar. Con la inclusión de nuestros alimentos Sirt conseguiremos reducir los efectos adversos de los ayunos, notaremos una menor sensación de hambre y preservaremos también la masa muscular.

Recordemos que los genes Sirt se activan en situaciones de ayuno y, por tanto, si incluyes una cantidad interesante de nuestra lista de alimentos que trabajan para mejorar esa activación Sirtuina, podrás permitirte elevar la ingesta calórica de los días de ayuno hasta las 800-1.000 calorías, haciéndolos más llevaderos.

Dietas bajas en hidratos de carbono

A lo largo de estos últimos años, las dietas basadas en un descenso dramático de los hidratos de carbono o una ausencia de estos se han convertido en las dietas estrella.

Hace muchos años que recibo en mi consulta muchísima gente rebotada de planes dietéticos basados en estos conceptos, muchos de ellos respaldados por endocrinólogos. Debo decir que al estudiar a muchas de estas personas nos encontramos con déficits serios que podrían acarrear problemas orgánicos a la larga.

El gran problema de estas dietas es que se alargan en el tiempo y producen alteraciones metabólicas, en muchos casos difíciles de revertir. La gran mayoría de personas experimenta efectos rebote con ganancias de peso muy rápidas cuando vuelven a incluir los hidratos de carbono en su alimentación. Vamos a repasar un poco su historia.

La dieta baja en hidratos de carbono más famosa

El doctor Robert C. Atkins desarrolló su dieta baja en hidratos de carbono en la década de 1960 y publicó su teoría en su libro *La revolución de la dieta* en 1972. Suscitó una controversia inmediata, ya que iba en contra de la dieta estadounidense comúnmente aceptada, que incluía carbohidratos y proteínas como base de todas las comidas.

Esta dieta obtuvo un éxito limitado y no recibió el reconocimiento internacional hasta que se publicó el libro *Dr. Atkins' new diet revolution* en 1990. Desde entonces hasta nuestros días son muchas las dietas que salen cada año basadas en los principios establecidos por el doctor Atkins.

Dieta médica Scarsdale

En 1978 se publica la dieta médica Scarsdale; dieta de pérdida de peso rápida que se lleva a cabo durante dos semanas. El autor de la misma es el cardiólogo Herman Tarnower, y se caracteriza por ser una dieta disociada que potencia las proteínas basadas en una restricción calórica de 1.000 calorías al día. Cuenta con dos fases muy diferenciadas: una primera fase de *shock* y otra de mantenimiento.

Dieta de la zona

La dieta de la zona nace, aproximadamente, hace veinte años, cuando el doctor y bioquímico norteamericano Barry Sears comenzó su trabajo para aliviar a personas con afecciones diabéticas y cardiacas.

Años después, se convertiría en uno de los regímenes dietéticos más utilizados por los actores de Hollywood y de ahí que se le denomine *la dieta de las estrellas*. La invitación que hace el doctor Sears a todos los que quieran practicar esta dieta se conoce como *estar en zona*, es decir, mantener el control de los niveles de insulina en el organismo.

El doctor Sears recomienda que por cada gramo de grasa consumida se tomen 2 gramos de proteína y 3 gramos de carbohidratos. La grasa debe ser monoinsaturada; la proteína, baja en grasa, y los carbohidratos deberían provenir primariamente de vegetales y frutas. El seguimiento de esta dieta ayuda a regular los niveles hormonales y a mantener controlada la insulina.

Dieta Montignac

La dieta Montignac es una dieta destinada a la pérdida de peso popularizada en la década de 1990, principalmente en Europa. Fue inventada por el francés Michel Montignac, un ejecutivo internacional de la industria farmacéutica que, como su padre, padeció exceso de peso en su juventud.

Su método está dirigido a personas que desean bajar de peso de manera eficiente y duradera, reducir los riesgos de insuficiencia cardiaca y prevenir la diabetes. No se basa en el recuento del número de calorías de los alimentos ni en la restricción de su cantidad, sino en distinguirlos según su índice glucémico (IG).

Básicamente es un sistema de alimentación en que los alimentos se discriminan según su IG y no por su cantidad, distinguiendo alimentos con un alto IG (pan, patatas, pastas, etc.) y permitiendo los alimentos ricos en proteínas: carne, pescado, derivados lácteos, etcétera, en principio sin límite de cantidad.

Según Montignac, el hecho de comer alimentos ricos en carbohidratos de alto índice glucémico desencadena un incremento de los niveles plasmáticos de insulina, lo cual estimula la sensación de hambre y favorece la acumulación de grasas. Así, no se refiere a *alimentos de alto contenido en carbohidratos*, sino a *alimentos de alto índice glucémico*.

Dieta Dukan

La más reciente de las dietas bajas en hidratos se hizo muy popular hace unos años y el libro que se publicó sobre ella fue un éxito de ventas. La dieta Dukan, diseñada por el doctor Pierre Dukan, propone un programa de cuatro fases rico en proteínas poco calóricas que tienen la ventaja de reducir el apetito. Además, la correspondiente asimilación por parte del organismo conlleva un gran desgaste calórico, lo que permite perder peso sin perder masa muscular. El programa también prevé una fase de mantenimiento tras el régimen para evitar volver a coger peso cuando se vuelve a la alimentación normal, en la que ya se incluyen todo tipo de alimentos, pero de forma moderada y equilibrada.

Las cuatro fases son:

1. Fase de ataque de proteínas puras. Solo se comen prótidos, es decir, carne, ave, pescado, marisco y lácteos. Esta fase dura entre tres y diez días, según el objetivo de cada uno.

2. Fase alternativa. Es como la fase de ataque pero con verduras. Una única prohibición: alimentos con alto contenido en fécula (patatas, maíz, guisantes, lentejas, judía verde seca...) Es el "régimen de crucero": se añaden progresivamente verduras a las proteínas de origen animal. Estas dos fases se alternan hasta obtener el peso deseado, máximo un kilo por semana.

3. Fase de consolidación. Poco a poco se regresa a una alimentación corriente para no caer en el conocido *efecto rebote*. Los alimentos prohibidos hasta entonces deben integrarse en la dieta

de forma paulatina. Hay que contar diez días de consolidación por cada kilo perdido.

4. Fase de estabilización. Se puede comer con normalidad, siempre y cuando se respeten dos principios: hacer un *jueves proteico* de forma permanente y comer tres cucharadas soperas de salvado y avena al día.

Como vemos, todas estas dietas se basan en un descenso notorio de la cantidad de hidratos a consumir y de un aumento de la ingesta proteica. Tenemos que andar con mucho cuidado, ya que estas dietas hiperproteicas pueden producir a la larga muchos efectos secundarios adversos. Deben seguirse durante un corto espacio de tiempo y siempre bien asesorados por un profesional titulado en Dietética y Nutrición que personalice nuestro caso y que valore en todo momento los cambios conseguidos y las pautas a seguir.

Principales riesgos de las dietas hiperproteicas:

- Alarmante sobreesfuerzo de riñones e hígado.

- La escasez de carbohidratos en la dieta pone en marcha una serie de mecanismos de nuestro organismo enfocados a *destruir* nuestra masa muscular para obtener azúcares a través de la proteína. La pérdida de masa muscular se traduce en una ralentización del metabolismo y este hecho es el culpable de que al abandonar la dieta tengamos aún más tendencia a engordar de la que teníamos antes de empezarla.

- Los hidratos de carbono, en concreto la glucosa, son el combustible de nuestras células, por lo que su carencia en la dieta desencadena otro efecto además del anteriormente citado, que es la formación de cuerpos cetónicos a partir de la grasa.

- Al entrar en cetosis, órganos tan importantes como el cerebro comienzan a nutrirse con un combustible que no es el habitual, convirtiendo los ácidos grasos en cuerpos cetónicos como recurso energético y provocando así grandes cambios fisiológicos que se traducen en apatía, cansancio, malestar y náuseas.

- Con la cetosis nuestros fluidos corporales se vuelven más ácidos (acidosis metabólica) y se pueden producir alteraciones en el sistema nervioso y fallos en la capacidad contráctil de las fibras cardiacas.

- Las dietas proteicas pueden dar lugar a que se padezcan enfermedades crónicas como consecuencia de la bajada del pH de los fluidos corporales (acidez).

- El afán de nuestro organismo por conseguir glucosa a través de las proteínas desemboca en un mal aprovechamiento de algunos nutrientes esenciales, como son ciertos aminoácidos, lo cual, unido a la escasez de ingesta de frutas y verduras, traerá consigo enfermedades carenciales.

- La composición de los alimentos principales de las dietas proteicas suele constar de cantidades considerables de grasa y nulas de fibra, razón por la cual aumentarán de inmediato los niveles de ácido úrico, colesterol y triglicéridos.

- El estreñimiento se hará patente prácticamente desde la primera semana de seguimiento de la dieta proteica, no solo por la escasez de fibra sino también por las modificaciones sufridas en la flora intestinal.

Mientras que un gran número de personas han afirmado haber disfrutado de una rápida pérdida de peso durante las etapas preliminares de las dietas bajas en hidratos de carbono, no hay evidencia definitiva hoy en día de que estas dietas reduzcan el exceso de peso durante largos periodos de tiempo.

Los carbohidratos de alto índice glucémico, como el azúcar y la harina blanca, son hidratos de carbono que producen rápidos picos y caídas de azúcar en la sangre. Los resultados de un estudio publicado en la revista *American Journal of Clinical Nutrition* muestran cómo estos alimentos, independientemente de su sabor, estimulan de manera intensa las mismas partes del cerebro involucradas en la adicción a las drogas, alterando la actividad cerebral de una manera que nos hace experimentar aún más antojos por estos mismos alimentos.

Los alimentos con un alto índice glucémico conducen a niveles anormalmente bajos de azúcar en la sangre y a hambre excesiva cuatro horas después de su ingesta. Estos resultados suman más apoyo a la idea de que la adicción a la comida, especialmente a los carbohidratos y al azúcar, es la verdadera causa que hay detrás de aquellos que comen en exceso.

Por ello, instamos a que se produzca una regulación del consumo de estos hidratos, adaptado a las necesidades energéticas de cada persona; a que se inculque el consumo de hidratos complejos con índices glucémicos bajos o medios, y a que se trate de disminuir el consumo de los hidratos simples y refinados con índices glucémicos más elevados.

Como imaginarás, la entrada en juego de nuestros alimentos Sirt, con niveles de glucosa muy moderados y naturales, no hará nada más que potenciar el consumo de una dieta baja en hidratos de carbono.

Paleodieta

Esta dieta se basa en lo que comían nuestros antepasados cazadores y recolectores. Básicamente, se compone de carne, pescado, frutas, verduras, hortalizas, huevos, frutos secos, semillas, flores y brotes, porque nuestros ancestros no comían pan, cereales, pastas, galletas ni alimentos procesados. Esta dieta fue popularizada por el doctor Walter L. Voegtlin a través de su libro publicado en 1975 *La dieta de la Edad de Piedra*.

Hay dos aspectos importantes que se han visto modificados hoy en día con respecto a la sociedad del Paleolítico, que pueden hacer que la paleodieta no sea lo efectiva que era en su tiempo. Uno de ellos es el proceso al que sometemos a los alimentos y, derivado de este, el consumo, quizás excesivo, de grasa animal. ¿Qué ocurre con esto? Pues muy sencillo: el hombre del Paleolítico se alimentaba de carnes de animales que comían de lo que les ofrecía la naturaleza y se movían libremente. En la actualidad, esto es prácticamente imposible. Lo más parecido, pero en absoluto igual, a las carnes que se consumían en el Paleolítico son aquellas que tienen la distinción de ecológicas o bio.

Por otro lado, el alto consumo de carne y de grasa se compensaba con una actividad física a veces extenuante, ya que para comer carne antes debían invertir mucho tiempo y esfuerzo en cazarla, algo que no hacemos actualmente.

Los amantes de la paleodieta están de enhorabuena, ya que no puede haber nada más paleolítico que el consumo de los alimentos que encienden nuestros ancestrales genes Sirt.

Cualquier dieta del mercado aboga por una exclusión de muchos alimentos. En cambio, nuestra dieta Sirt consiste en un tipo de alimentación incluyente que invita a que tu organismo se aproveche de todo el rendimiento que producen estos superalimentos Sirt. ¿A qué esperas para cambiar tu vida?

5 Combatiendo las grasas

Lo realmente interesante de la dieta Sirt fue observar cómo mucha gente perdía peso a la vez que descendían sus porcentajes grasos y mantenía o incluso aumentaba su masa muscular.

Normalmente, para perder peso graso nos tenemos que someter a considerables sacrificios, pasar hambre con restricciones calóricas severas o practicar ejercicio físico de una forma exageradamente intensa. Con la dieta Sirt combatiremos esas células grasas mediante la activación de nuestras proteínas Sirt iy conseguiremos unos resultados sorprendentes!

Los genes de la delgadez

Los ratones que fueron manipulados genéticamente para tener altos niveles del gen Sirt-1 que conduce a la pérdida de peso son más delgados y metabólicamente más activos, mientras que los ratones carentes del Sirt-1 son más grasos y sufren más enfermedades metabólicas. Cuando extrapolamos estos hallazgos a humanos, se han encontrado niveles más bajos de Sirt-1 en personas obesas que en personas con normopeso. Las personas que aumentan la actividad del gen Sirt-1 son más delgadas y más resistentes al aumento de peso.

Factores relevantes en el metabolismo de las grasas

Por una parte tenemos la proteína conocida como PPAR-gamma *(peroxisome proliferator-activated receptor-gamma),* que regula el almacenamiento de los ácidos grasos y el metabolismo de la glucosa. Los genes activados por PPAR-gamma estimulan la absorción de lípidos y la adipogénesis (formación de ácidos grasos) por las células grasas. Estudios realizados con ratones demuestran que si conseguimos bloquear el suministro a estas proteínas, estos no generan tejido adiposo cuando son alimentados con una dieta alta en grasas.

Con la actividad de estas proteínas detenida, entra en juego la proteína Sirt-1, que no solo actúa como un factor para disminuir la producción y almacenamiento de grasa, sino que además cambia el metabolismo para que podamos eliminar el exceso de grasa.

Tejidos adiposos WAT / BAT

Por una parte tenemos el llamado *White Adipose Tissue* (WAT), tejido adiposo blanco, el más abundante en los adultos y asociado al aumento de peso. Sus células adiposas están especializadas en formar y almacenar grasa mediante la segregación de productos químicos que frenan la quema de grasa y provocan su acumulación y extensión, provocando situaciones de sobrepeso y obesidad. Este tejido representa entre el 10 y el 25 % del peso de una persona y más del 50 % en personas obesas.

Y, por otra parte, tenemos el *Brown Adipose Tissue* (BAT), el tejido adiposo marrón, más abundante en bebés, que se comporta de una manera muy diferente. A diferencia del tejido adiposo blanco, encargado de acumular grasas, el tejido adiposo marrón está especializado en quemarlas.

Aquí es donde la activación de la proteína Sirt-1 produce algo realmente sorprendente: consigue transformar el tejido adiposo blanco en marrón a través del fenómeno conocido como *efecto oscurecimiento*, lo que permite a nuestras reservas grasas cambiar su rumbo y pasar de almacenarse a movilizarse para su uso.

Asimismo, la activación Sirt ejerce una influencia positiva en una de las hormonas más relevantes que están involucradas en el aumento de peso, la insulina, hormona responsable del metabolismo de los azúcares y causante de los llamados efectos lipogénicos (conversión de moléculas en ácidos grasos). La activación Sirt mejora la resistencia a dicha hormona disminuyendo su capacidad de ejercer acciones biológicas en tejidos, evitando la acumulación de grasa y el aumento de peso.

Cada vez se publican más estudios científicos en los que se constata la relación directa entre niveles altos de insulina y aumento de tejido graso. Una investigación llevada a cabo por la Universidad de la Columbia Británica, en Vancouver (Canadá), ha demostrado que los animales con un nivel de insulina persistentemente inferior se mantienen en forma incluso cuando ingieren alimentos con un alto contenido de grasa. Los autores del estudio destacan que estos resultados son la primera evidencia directa en mamíferos de que la insulina circulante maneja la obesidad.

En mi consulta me encuentro constantemente con patrones de consumo glucídicos nada equilibrados que acarrean unos niveles altos de insulina, que a su vez convierten esos azúcares en ácidos grasos, impidiendo la tan ansiada bajada de peso y de masa grasa. Nuestros horarios laborales, sobre todo en las grandes ciudades, convierten nuestros hábitos nutricionales en jornadas maratonianas de trabajo donde, en muchos momentos del día, experimentamos bajadas de azúcar. Estas están provocadas por el consumo de alimentos procesados que contienen grandes cantidades de azúcar invisible.

Los picos de azúcar generan reacciones hormonales en nuestro organismo, segregando grandes cantidades de insulina, que a su vez producen picos negativos de glucemia. Estos provocarán a la larga problemas de ansiedad y la búsqueda adictiva de productos altamente azucarados que volverán a elevar nuestra glucemia.

Si quieres conocer el azúcar oculto de muchos productos de una manera muy gráfica y visual, te recomiendo visitar la página www.sinazucar.org, donde se exponen multitud de fotos de productos muy conocidos con sus cantidades de azúcar y su equivalencia en terrones. ¡Un gran trabajo divulgativo!

Control del apetito

El estudio llevado a cabo sobre la dieta Sirt desencadenó también un factor novedoso a tener en cuenta: la significante reducción calórica no provocó la temida fase de "pasar hambre". Con esta dieta no hace falta realizar un ayuno de prolongada duración para lograr sus beneficios.

La primera semana combinamos un moderado ayuno con el consumo de alimentos Sirt. Cuando ayunamos, la activación de la proteína Sirt-1 produce un descenso de la actividad del hipotálamo. El resultado es un aumento del apetito y la reducción de la cantidad de energía que gastamos. Pero combinando un semiayuno con la ingesta de alimentos Sirt se comprobó que se mantenía la actividad hipotalámica, bloqueando los efectos negativos del ayuno y alejando el efecto hambre de nuestro cerebro. Así, con la dieta Sirt conseguiremos continuar con nuestras exigentes vidas sin notar un descenso en nuestros niveles energéticos. Es más, ¡estos se pueden ver incluso incrementados!

Como dato curioso, los investigadores han demostrado que las reducciones de la Sirt-1 en el hipotálamo también se producen en la vejez y por una dieta alta en grasas y azúcares. Esto explica por qué es más fácil aumentar de peso y nos volvemos menos energéticos cuando somos ancianos.

De esta manera, la ingesta de alimentos Sirt conseguirá regular nuestro metabolismo y será clave para cualquier objetivo de pérdida de peso. Desgraciadamente, nuestros estilos de vida sedentarios y la mala alimentación generan un entorno hostil para la actividad de las proteínas Sirt-1. ¡La buena noticia es que ahora sabemos qué hay que comer para activarlas!

6
Músculos en forma

Los genes Sirt son una familia de genes encargados de actuar de guardianes del organismo cuando este se encuentra en situación de estrés. Las proteínas Sirt-1 son unas potentes inhibidoras de la caída muscular. Cuanto más tiempo estén activadas estas proteínas, incluso en ayunos, el descenso de masa muscular más se verá protegido y continuaremos usando grasa como recurso energético.

Pero los beneficios de las Sirt-1 no solo se limitan a la preservación de la masa muscular esquelética, y aquí es donde nos aventuramos en el mundo de las células madre. Nuestros músculos contienen un tipo especial de células llamadas *células satélites*, que controlan nuestro crecimiento y regeneración y que se mantienen en *tiempo de espera* la mayor parte del tiempo. No obstante, estas células son activadas cuando los músculos son dañados o estresados. Es así como los músculos crecen cuando se realizan actividades como el levantamiento de pesos. Las Sirt-1 son esenciales para activar estas células satélites. Así, cuando aumentamos la actividad Sirt y esta se traslada a las células satélites, conseguimos la recuperación y el crecimiento de nuestros músculos.

Ayuno frente a alimentos Sirt

Si la actividad Sirt aumenta la masa muscular, ¿cómo es posible que perdamos dicha masa al realizar ayunos? Después de todo, como hemos dicho, el ayuno produce una alerta en el cuerpo y las proteínas Sirt son activadas. Para explicar este concepto hablaremos de los tipos de fibras que tenemos en nuestros músculos. Por una parte, tenemos las fibras tipo I, fibras rojas o de contracción lenta. Son de color rojo porque tienen una mayor cantidad de vasos sanguíneos y mitocondrias. Contienen gran cantidad de mitocondrias, que son las centrales energéticas celulares, donde ocurren las reacciones del metabolismo aeróbico y, por ello, presentan una elevada actividad oxidativa.

Por otra parte, tenemos las fibras tipo II, que son fibras de contracción rápida cuyo desarrollo de fuerza es de tres a cinco veces mayor que el de las fibras de contracción lenta. Son de color blanco y de mayor tamaño que las fibras tipo I. Emplean la glucosa de la sangre y el glucógeno de los músculos (metabolismo glucolítico), por lo que se reclutan sobre todo para actividades anaeróbicas (un levantamiento de pesos, un salto o un lanzamiento de jabalina).

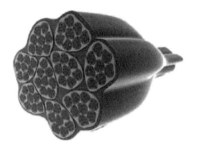 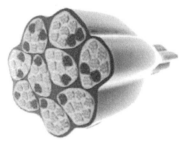

Tipo I - Lentas
Muchas mitocondrias
y vasos sanguíneos

Tipo II - Rápidas
Pocas mitocondrias
y vasos sanguíneos

Tipos de fibras musculares

El ayuno produce únicamente un aumento de la actividad de las Sirt-1 en las fibras tipo I, pero no en las de tipo II. Por ello, las fibras tipo I se mantienen o aumentan en situaciones de ayuno. Paralelamente, las de tipo II comienzan su declive. Esto significa que se empieza a quemar menos grasa y *a su vez* que el organismo comienza a usar la masa muscular para proporcionar energía. Si consiguiésemos estimular la actividad de las Sirt-1 en las fibras tipo II mientras ayunamos, la masa muscular no se vería mermada.

Beneficios de la dieta Sirt en la masa muscular

Los maravillosos efectos de las Sirt-1 en los músculos también se extienden a la funcionalidad de estos. La capacidad para activar las Sirt-1 decae con los años. Esto hace que el cuerpo sea menos sensible a los beneficios del ejercicio y más propenso a dañarse e inflamarse. Es lo que conocemos como *estrés oxidativo*.

Los músculos se vuelven más débiles y nos fatigamos con más facilidad. Sin embargo, si conseguimos aumentar la actividad Sirt ¡podremos mantenernos aún más jóvenes!

En efecto, la activación Sirt nos proporciona múltiples beneficios: detiene la pérdida de masa ósea, previene el aumento de inflamaciones crónicas sistémicas y mejora la movilidad y la calidad de vida. Piensa que a partir de los 25 años comenzamos a perder masa muscular, en torno a un 10 % a los 40 años y hasta un 40 % a los 70 años.

Perder 3 kilos de peso de promedio en una semana puede parecer satisfactorio en el contexto de una dieta. Pero lo que realmente hace interesante a la dieta Sirt es, precisamente, ver en qué se basa esa pérdida de peso y los cambios que se producen en la composición corporal. Normalmente, al hacer cualquier dieta, a la vez que perdemos peso graso también notamos un descenso en la masa muscular. Si perdemos unos 3 kilos de peso puedes estar convencido de que, aproximadamente, unos 900 gramos serán de masa muscular.

Y aquí radica uno de los descubrimientos más interesantes de la dieta Sirt. Mientras el peso corporal y los niveles de grasa corporal van descendiendo, los valores de masa muscular, lejos de disminuir o ni siquiera mantenerse, sorprendentemente se incrementan. Este hallazgo es clave, ya que al restringir el nivel calórico diario y no incrementar el ejercicio físico, en circunstancias normales el resultado sería desastroso para el mantenimiento de la masa muscular. Aquí tenemos otra demostración de los poderosos efectos metabólicos de los alimentos Sirt: no solo son capaces de activar la quema de grasas, sino que promueven el crecimiento muscular, su mantenimiento y reparación. Tu cuerpo lucirá más tonificado y atlético, y, lo que es más importante, te sentirás mejor.

A más masa muscular, mucho más gasto energético diario. Cuanta más cantidad de masa muscular tengas, más energía quemarás, incluso estando en reposo. Al realizar cualquier dieta y experimentar una bajada del porcentaje de masa muscular, experimentarás un notable descenso en tu tasa metabólica. Con la dieta Sirt, por el contrario, conseguirás incrementar tu metabolismo, lo que te proporcionará recursos para que la pérdida de peso pueda prolongarse con éxito a través del tiempo, factor que resulta clave a la larga, ya que un elevado porcentaje de personas que inician una dieta fracasan a la hora de conseguir estabilizar o seguir con la pérdida de peso. Por otra parte, el mantenimiento de un óptimo nivel muscular aleja a nuestro organismo del desarrollo de enfermedades crónicas como la diabetes y la osteoporosis.

7

La importancia del equilibrio ácido-básico

Uno de los grandes beneficios de la mayoría de nuestros alimentos Sirt es su gran capacidad de alcalinización del organismo gracias a la cantidad de sustancias básicas que contienen. Existen dos grandes grupos de sustancias en nuestro organismo que son necesarias para el funcionamiento del mismo: sustancias básicas o alcalinas y sustancias ácidas.

Estos dos tipos de sustancias poseen características opuestas, pero a la vez complementarias. Así, para mantenerse en buena salud, nuestro organismo necesita tanto de las unas como de las otras para conseguir un beneficioso equilibrio.

Alimentos acidificantes

- Carnes, aves, charcutería, extractos de carne, pescado y marisco
- Huevos

- Quesos (cuanto más fuertes, más ácidos)
- Aceites refinados o endurecidos, como la margarina
- Cereales, sean o no integrales
- Pan, pastas y alimentos a base de cereales
- Azúcar blanco
- Dulces: sirope, pasteles, chocolate, confituras...
- Bebidas industriales azucaradas: refrescos a base de cola u otros
- Café, cacao y bebidas alcohólicas

Asimismo, el estrés, el nerviosismo, la prisa, la falta de tiempo, etcétera, tan generalizados en nuestros días, contribuyen a aumentar la acidificación del organismo a causa de los desarreglos y perturbaciones metabólicas que generan.

Alimentos alcalinizantes

- Patatas
- Hortalizas verdes, crudas o cocidas: ensalada, lechuga, judía verde, pimientos, rúcula, cebolla, apio, col, etcétera
- Plátanos
- Almendras, nueces de Brasil
- Castañas
- Dátiles, uvas pasas
- Aguas minerales alcalinas

- Aguacate

- Aceite de oliva de prensado en frío

Principales trastornos de un organismo acidificado

- En primer lugar, la actividad enzimática se ve perturbada e incluso interrumpida por entero, pudiendo dar lugar a la aparición de enfermedades.

- En segundo lugar, la agresividad de los ácidos presentes en exceso en los tejidos irrita a los órganos con los que se hallan en contacto, resultando de ello inflamaciones y lesiones en los tejidos.

- En tercer lugar, toda persona que se acidifica se desmineraliza inevitablemente, ya que el cuerpo debe ceder los minerales básicos para neutralizar los ácidos.

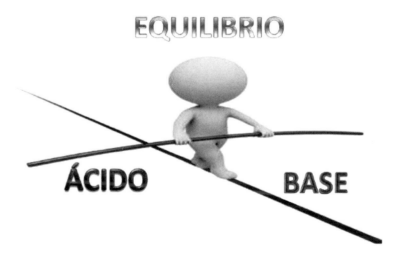

Si pensamos detenidamente en todo esto, nos daremos cuenta de que la mayoría de las personas que conocemos llevan una alimentación fundamentalmente ácida con poco o nulo consumo de alimentos alcalinos, con el consecuente desequilibrio que ello acarrea.

El tratamiento a poner en práctica para desacidificar el organismo se fundamentará, ante todo, en un modo de alimentación en el que los alimentos y las bebidas de naturaleza básica representen una parte mucho más importante que los alimentos acidificantes. Asimismo, con la introducción de ejercicio físico en nuestro sistema de vida obtendremos una mejor oxidación de estos ácidos.

8 Una dieta de famosos a tu alcance

Seguramente, más de uno y más de una habrá oído hablar de esta dieta por el sorprendente adelgazamiento de la cantante Adele. Los nutricionistas británicos Aidan Goggins y Glen Matten, colegas de la Universidad de Surrey, recibieron un encargo que agradecería cualquier profesional de su campo: elaborar un plan dietético para uno de los más prestigiosos gimnasios londinenses, el KX Gym, un centro al que acuden *celebrities* de la talla de Madonna, Daniel Craig, Gwyneth Paltrow, Kylie Minogue, Laura Bailey y Lisa B.

El coste de este plan dietético para los socios del gimnasio asciende a 1.714 euros. Seguro que os sorprenderéis del elevado coste de la dieta teniendo en cuenta los alimentos que forman parte de la misma.

Y aquí entra en juego de nuevo la cada vez más alabada dieta mediterránea. Es evidente que en muchos países anglosajones, así como en otras partes del mundo, la cultura gastronómica mediterránea se está convirtiendo en un referente mundial. Los innumerables beneficios que ofrece esta alimentación son cada vez más estudiados y analizados en todos los ámbitos, y prestigiosas personalidades, así como deportistas de elite, basan sus éxitos en este tipo de alimentación.

Cada vez que viajo fuera de nuestras fronteras tengo que enfrentarme a la complicada tarea de encontrar alimentos vegetales frescos en los establecimientos dedicados a ello. Creo que no somos conscientes de la suerte que tenemos en nuestro país de poder disfrutar de estos superalimentos que podemos adquirir a la vuelta de la esquina y a precios muy interesantes. Soy un incansable defensor de nuestras fruterías o verdulerías. Y, sin embargo, más allá de nuestras fronteras el acceso a este tipo de alimentos, muchos de los cuales están en nuestra lista Sirt, resulta complicado y generalmente costoso.

Así que estás de enhorabuena porque para incluir en tu día a día nuestros increíbles alimentos Sirt tan solo tendrás que pasarte por cualquier frutería o verdulería y empezar a beneficiarte de la increíble activación Sirt. Y, lo más interesante, no tendrás que gastarte mucho dinero. Piensa que tienes al alcance de la mano alimentos frescos y saludables a unos precios más bajos que los de los alimentos procesados. ¡Apúntate al plan Sirt: todo son beneficios!

Uno de nuestros alimentos estrella, el aceite de oliva, gran aliado de nuestras cocinas, se está exportando cada vez más a todos los rincones del mundo. Actualmente, 1 de cada 4 litros producidos en nuestro país se destinan a la exportación, un dato muy claro e indicativo del interés que despierta este *oro líquido* por sus incontables virtudes.

Es por ello que desde aquí recito una oda a los maravillosos productos que cultivamos en nuestro país, que tan excelentes alimentos frescos nos ha ido aportando generación tras generación, y que han ido perdiendo fuerza debido a la venta masificada de productos envasados y procesados en grandes superficies. Grábate en tu mente este lema: ¡más productos frescos en tu carrito de la compra y menos productos industriales, y ganarás salud!

9

¿Por qué seguir la dieta Sirt?

Un plan de vida

Llevo muchos años inculcando la importancia de alimentarnos bien y hacer ejercicio como estilo de vida, dejando de poner el énfasis en valorarnos por lo que vemos al subirnos a la báscula. Descargamos todas nuestras frustraciones en ella cuando vemos que el número que aparece en pantalla no es de nuestro agrado o bien no baja a la velocidad que nos gustaría que lo hiciese. Pero tu cuerpo es más que unos kilos de peso; hay multitud de parámetros a tener en cuenta, tanto o más importantes a la hora de valorar si se ha producido un cambio positivo en el organismo.

La dieta Sirt es apta para cualquiera que quiera perder peso y sentirse más saludable. No requiere, como hemos citado repetidamente, una restricción calórica muy severa ni rutinas de ejercicios agotadoras, aunque evidentemente siempre es recomendable la práctica de ejercicio físico moderado, así como mantener una vida activa. Su cumplimiento no resulta caro de realizar y los alimentos que recomendamos ingerir son bastante accesibles. En cuanto a herramientas, lo único que necesitarás es una batidora/licuadora o un extractor de zumos. Muchas dietas se basan en la exclusión de ciertos alimentos; en la dieta Sirt te aconsejamos que incluyas aún más alimentos correctos:

Como nutricionistas nos encargamos de valorar a cada cliente de una manera muy personal y profesional, parametrizando constantemente su evolución. Mediante la dieta Sirt tu organismo se purificará y se desintoxicará y, como consecuencia, tu peso corporal bajará. No te pongas objetivos de peso al realizar la dieta y deja que tu cuerpo experimente los innumerables beneficios de la activación Sirt:

• Reducción de peso general.

• Descenso de la masa grasa.

• Mantenimiento de la masa muscular.

• Descenso de los perímetros corporales con una notable mejora en el volumen de líquidos.

• Descenso de la presión arterial.

• Niveles de azúcar en sangre regulados.

• Aumento de la tasa metabólica.

• Descenso de acumulación lipídica arterial, colesterol y triglicéridos.

Lo maravilloso de esta dieta es que no necesita realizarse constantemente. Puede repetirse de forma períódica si se necesita bajar algo más de peso. Para una persona puede ser cada tres meses y para otra, una vez al año. Estarás más delgado y saludable que antes, y seguirás disfrutando de los innumerables beneficios de los alimentos Sirt.

De hecho, tal es la aplicación universal de los alimentos Sirt que pueden ser incorporados a cualquier alimentación que se esté siguiendo a día de hoy: veganos, dieta sin gluten, paleodieta, dietas bajas en carbohidratos, ayunos intermitentes y tantas otras. Incorporando cantidades significativas de alimentos Sirt aumentarás los beneficios.

Estudio piloto de la dieta Sirt

Aidan Goggins y Glen Matten, autores del libro *The Sirt food diet,* quisieron experimentar todos sus conocimientos sobre los alimentos Sirt y poner a prueba los excelentes resultados obtenidos en la pérdida de peso y la salud.

Así pues, durante siete días seguidos una serie de miembros de un conocido centro de *fitness* de Londres siguieron detalladamente sus pautas nutricionales. Se parametrizaron con meticulosidad sus progresos desde el principio hasta el final, no solo en el peso, sino también monitorizando los cambios experimentados en su composición corporal, observando cómo afectaba la dieta a sus niveles de grasa y masa muscular. Además, se hicieron mediciones metabólicas para determinar los efectos de la dieta en los niveles de azúcar (glucosa) y grasas (triglicéridos y colesterol) en la sangre.

Los primeros tres días fueron los más intensos, en que la restricción calórica se situó en las 1.000 calorías al día. Es como un suave ayuno, en el que se estimula la limpieza de tóxicos extracelulares y se ponen en marcha los procesos de quema de grasas.

En estos tres días la dieta se compone, diariamente, de tres tomas de zumos verdes ricos en alimentos Sirt y una toma única de comida rica en alimentos Sirt. Los zumos verdes nos permiten alcanzar los niveles terapéuticos requeridos, moviéndonos siempre dentro del límite de las 1.000 calorías. Los zumos se ingieren temprano por la mañana, al mediodía y por la noche, y la comida se puede tomar a cualquier hora antes de las siete de la tarde.

En los últimos cuatro días, las calorías aumentan hasta 1.500 al día. Ahora ya tenemos un déficit calórico más suave, suficiente para que los efectos quemagrasas sigan encendidos. Es importante que esta dieta de 1.500 calorías esté repleta de alimentos Sirt, esta vez con dos zumos y dos comidas diarias.

Finalizaron el estudio 39 de los 40 participantes (21 mujeres y 18 hombres). De ellos, 2 eran obesos, 15 tenían sobrepeso y 22, normopeso. Sus valores de IMC (Índice de Masa Corporal) eran normales.

Los resultados del estudio excedieron todas las expectativas: una media de 3 kilos de pérdida de peso en siete días teniendo en cuenta el aumento de masa muscular. Todos los participantes experimentaron mejoras en su composición corporal. Las conclusiones más significativas fueron las siguientes:

- Los participantes alcanzaron rápidamente los resultados, perdiendo una media de 3 kilos en una semana.

- Lejos de pensar en una pérdida de masa muscular, esta se mantiene o aumenta.

- Los participantes rara vez se sintieron hambrientos.

- Los participantes sintieron un notorio aumento de su energía y vitalidad.

- Los participantes consiguieron sentirse mejor y más saludables.

IMC (Índice de Masa Corporal)

$$IMC = \frac{Peso}{Altura^2}$$

Seguramente habrás oído de este indicador. Aunque no es del todo preciso para evaluar el peso adecuado en todos los casos, sí que se puede usar para la gran mayoría como una estimación de si estamos o no dentro de los parámetros considerados como normales.

A la hora de establecer el IMC tendremos en cuenta la estatura y el peso. Concretamente el IMC es el resultado de dividir el peso en kilos por la estatura en metros al cuadrado. El número resultante se valora en diferentes tablas.

Designación de la Organización Mundial de la Salud (OMS) de los rangos del IMC en lenguaje popular	
IMC	**Resultados**
<18,5	Peso insuficiente
18,5-24,9	Peso adecuado (normopeso)
25-26,9	Sobrepeso grado I
27-29,9	Sobrepeso grado II (obesidad)
30-34,9	Obesidad de tipo I (leve)
35-39,9	Obesidad de tipo II (moderada)
40-49,9	Obesidad de tipo III (mórbida)
>50	Obesidad de tipo IV (extrema)

Pero este indicador no siempre es fiable al cien por cien. Cuando calculamos el IMC solamente tenemos en mente el peso y la altura, como hemos comentado anteriormente, pero no todo el peso es igual ni tiene el mismo significado, ya que dependerá mucho de la constitución de cada persona y de la composición de su cuerpo. Es importante tener muy presente que no pesa lo mismo la grasa que las fibras musculares, por lo que no todos los pesos a tener en cuenta a la hora de calcular el IMC son tampoco iguales.

Por eso siempre recomendamos hacer un estudio antropométrico exacto para saber realmente cuál es la composición corporal y el porcentaje graso y, de acuerdo con ellos, establecer unas pautas nutricionales específicas para cada caso.

Cada vez que empezamos una dieta asociamos el éxito o fracaso con un único parámetro, que suele ser el peso total de nuestro cuerpo. Mucha gente, al ver que la evolución de dicho peso no se corresponde con lo que le gustaría, abandona las pautas establecidas y contempla la experiencia como un fracaso. Por eso siempre instamos a acudir a un profesional, que sabrá parametrizar de una forma completa la composición corporal de cada persona.

Muchísimas personas evolucionan de forma muy favorable y, aunque en bastantes ocasiones no hay grandes variaciones de peso, al contemplar la materia magra y grasa, interpretamos enseguida los cambios favorables que se están produciendo en el organismo, los cuales nos animan a seguir por el buen camino.

Como consejo general, no te peses cada día y a distintas horas, ya que el peso del cuerpo fluctúa mucho a lo largo del día y depende de varios factores. Hay que intentar comprobar el peso semanal o quincenalmente, con la medición de una composición corporal completa para determinar realmente lo que ha sucedido.

10 Fase I de la dieta Sirt: cómo perder 3 kilos en solo 7 días

La fase I de la dieta Sirt es la más importante. En tan solo 7 días, combinando un ayuno moderado y una dieta rica en alimentos Sirt, iconseguiremos un descenso de 3 kilos! Evidentemente cada persona es diferente y cuando se siga esta dieta los resultados obtenidos serán dispares, pero todos ellos beneficiosos. A pesar de ser una semana intensa por la restricción calórica, no pasarás hambre y te sentirás saciado.

La fase I está dividida en dos periodos:

- **Del 1.er al 3.er día** realizaremos la parte más intensa con una ingesta limitada a 1.000 kilocalorías al día, repartidas en:

  - 3 zumos verdes de alimentos Sirt
  - 1 comida principal

- **Del 4.º al 7.º día** la ingesta asciende hasta las 1.500 kilocalorías por día, repartidas en:

  - 2 zumos verdes de alimentos Sirt
  - 2 comidas principales

Los zumos constituyen una sencilla y práctica manera de ingerir grandes cantidades de nutrientes Sirt, mejorando en algunos casos su absorción ¡hasta en un 65 %!

Unas pocas recomendaciones para esta primera fase:

• Es mejor unas ingestas bien espaciadas que excesivamente próximas entre sí.

• Los zumos verdes han de ser consumidos, por lo menos, una hora antes o bien dos horas después de las comidas principales.

• Los zumos y las comidas no deberían ingerirse después de las 19.00 horas.

La importancia de distribuir adecuadamente las ingestas a lo largo del día

Todos nosotros tenemos en nuestro interior un reloj biológico, los llamados *ritmos circadianos*, que regulan las funciones fisiológicas del organismo, lo que hace que sea muy importante la hora del día en la que ingerimos ciertos alimentos.

En las horas diurnas el cuerpo posee una tasa metabólica más alta. Los órganos necesitan desarrollar una mayor actividad, motivo por el cual la ingesta de alimentos debería ser más importante en cuanto a calidad y cantidad. Por el contrario, al caer el día debemos reducir la ingesta calórica, ya que el organismo puede transformar el exceso energético no utilizado en depósitos grasos.

Por las consultas de los nutricionistas pasan muchas personas con este tipo de problemática. Los ritmos de vida de las grandes ciudades, donde los horarios laborales y los largos desplazamientos son muchas veces insostenibles, sumados a las cargas tensionales y estresantes de muchos trabajos, afectan seriamente al horario nutricional de cantidad de personas, con la consecuencia de una clara bajada energética y metabólica.

Muchas personas se preguntan por qué no adelgazan si la cantidad de comida que ingieren es poca y, por tanto, debería producirse una bajada de peso automática. La respuesta se encuentra en las nefastas distribuciones calóricas que se hacen a lo largo del día. Nos levantamos con prisas, sin disponer de un tiempo relajado para el desayuno, lo que nos acarrea ya de buena mañana serias alteraciones en los patrones glicémicos en sangre y, *a la par,* movimientos fisiológicos y hormonales que nos abocan a enlentecer nuestro metabolismo.

Haz un ejercicio de reflexión: piensa seriamente en cuánto tiempo dedicas al día al consumo de alimentos. Casi con total seguridad, no pasarás más de una hora diaria entregado al placentero arte de comer, lo que denota la ansiedad y las prisas con que afrontamos esta importante faceta de nuestra vida.

Las generaciones anteriores pasaban en la mesa ratos muy distendidos y disfrutaban de los manjares de que disponían. No solo es importante lo que comemos sino también cómo lo comemos y, por tanto, deberíamos cumplir muy bien el protocolo adecuado de comidas: comer sin prisa, sin ver la tele ni trabajar o juguetear con ordenadores o móviles, que nos llevan a situaciones de tensión en muchas ocasiones, y *si es posible* en compañía.

Nuestros abuelos sabían disfrutar de esos momentos, con una buena iluminación y masticando muy bien la comida. Piensa que la digestión comienza ya en la boca con las enzimas salivales, facilitando así el trabajo digestivo del estómago. Te aseguro que, respetando estas premisas, tu organismo recibirá un mejor aporte de nutrientes de estos alimentos.

- ¿Te levantas cada mañana con el tiempo justo, desayunas rápidamente cualquier cosa y sales corriendo hacia tu frenética vida laboral?

- ¿Te pasas toda la mañana trabajando hasta la extenuación con el único aporte nutricional de un simple café hasta la hora de comer?

- ¿Te pasas por una pastelería a media tarde y te quedas con la mirada clavada en la vitrina?

- ¿Sientes apetito a lo largo del día y omites esta necesidad hasta que el organismo se olvida?

- ¿Comes con ansiedad y con prisas en las comidas principales del día?

- ¿Haces ejercicio y te sientes cansado, sin energía?

- ¿Te sorprendes abriendo la nevera antes de cenar porque el hambre es ya de tal calibre que tu cerebro no aguanta más?

Seguro que respondes afirmativamente a una o más de las preguntas, y eres una de las muchas personas que no consiguen llevar una buena distribución de la ingesta a lo largo del día, hecho causante del fracaso de la mayor parte de los objetivos propuestos.

De hecho, la activación sirtuina trabajará en paralelo con los cambios que introduzcas en tus hábitos nutricionales, y así conseguirá que quemes grasa y evites la acumulación de esta por comer en horarios no adecuados.

Aparte de los ya mencionados zumos verdes, puedes introducir en esta fase más líquidos no calóricos, como agua, café negro y té verde. Como ya sabéis, el café negro está dentro de nuestra lista de alimentos Sirt. Hay numerosos estudios acerca de sus beneficios para la salud. Evidentemente se tiene que tomar solo, sin aderezo de leche ni azúcares, ya que esto reduciría drásticamente la absorción de los nutrientes Sirt.

Lo mismo sucede con el té verde, pero en este caso si le añadimos zumo de limón potenciamos sus efectos Sirt.

Composición y preparación del zumo verde

Composición:

- 2 grandes puñados de col rizada o berza (75 gramos)
- 1 gran puñado de rúcula (30 gramos)
- 1 pequeño puñado de perejil (5 gramos)
- 1 pequeño puñado de levístico (5 gramos)
- 2-3 tallos largos de apio (150 gramos), incluidas las hojas
- ½ manzana mediana
- Zumo de medio limón

- ½ nivel de té verde matcha*

Días 1-3: adicionar el té verde solo en los primeros dos zumos del día; días 4-7: adicionar el té en todos los zumos.

Preparación:

- Mezcla la col, la rúcula, el perejil y el levístico en la batidora. Según el tipo de batidora que uses tendrás que batir más de una vez antes de introducir más ingredientes. Al final del batido deberías obtener unos 50 mililitros de zumo.

- Batir a continuación el apio y la manzana.

- Recomendamos exprimir el limón manualmente.

- Juntarlo todo y ya deberíamos tener alrededor de 250 mililitros de zumo.

- Cuando tenemos el zumo listo para servir le echamos el té matcha. Poner en un vaso una cantidad de zumo, verter el té matcha y remover fuerte con una cuchara. Se le puede añadir un poco más de agua dependiendo del sabor resultante.

- Solo usaremos el té matcha en los dos primeros zumos del día, para moderar el contenido de cafeína. La cafeína del té matcha, a diferencia de la del café, se libera gradualmente en armonía con los aminoácidos que se encuentran en el té matcha. En teoría el té matcha debería proporcionar de cuatro a seis horas de concentración sin provocar el nerviosismo asociado a la cafeína del café.

- Puedes preparar el zumo cada vez que toque la ingesta o bien puedes hacerlo por la mañana y guardarlo refrigerado para las otras tomas del día sin que ello suponga pérdida de potencia.

Extractor de zumos frente a batidora o licuadora normal

Extractor de zumos

El extractor de zumos es la máquina que realiza el proceso de extraer el jugo y los nutrientes de los alimentos sólidos separando y desechando la fibra. Una vez apartada esta, el sistema digestivo no necesita trabajar tanto ni tan intensamente para descomponer los alimentos y absorber los nutrientes. De hecho, los nutrientes serán más fácilmente digeribles por el organismo, incluso cuando las cantidades sean mayores.

Este procedimiento es de gran ayuda si sueles tener pesadez de estómago, digestiones algo difíciles o incluso si tienes algún problema intestinal que dificulte la absorción de nutrientes, ya que la fibra ralentiza el proceso digestivo. Un aspecto muy positivo es que no atrapa aire en la extracción, lo cual nos proporciona un zumo libre de gases.

Batidora o licuadora normal

Asimilamos una batidora a una licuadora normal, ya que ambas trabajan de la misma forma: no separan la pulpa, solo baten o licuan todo el contenido que pongamos en su interior. Son las licuadoras centrífugas las que tienen incorporado un sistema de separación de pulpa y jugo.

A diferencia de los zumos, los batidos o *smoothies* consisten en la mezcla de la pieza completa de fruta o verdura, incluyendo la piel, el jugo y toda la fibra de estos.

Un licuado o batido rompe la fibra y el resultado puede ser bebible, aunque no la separa del jugo, lo que da lugar a digestiones más lentas y una absorción de nutrientes menos eficaz. Tenemos que elegir entre obtener más nutrientes con un extractor de zumos u obtener más fibra (también necesaria para nuestro organismo) con una batidora o licuadora normal.

Los batidos suelen llenarnos más a causa de la fibra, y hay que considerar que la inclusión de la fibra determina que la cantidad resultante sea mayor porque prácticamente estamos tomando toda la fruta o verdura al completo.

Extractor de zumos	Batidora
• Para hacer zumos (*juices*)	• Para hacer batidos (*smoothies*)
• Extrae únicamente el jugo, separa la pulpa	• Pulpa, piel y jugo mezclado
• Son muy líquidos	• Más espumoso (atrapa aire al batir)
• No contienen gas ni atrapan oxígeno	• Menor hidratación
• Hidratan al máximo	• Mayor gasto de energía para digerir
• Se digiere fácilmente	• Mayor esfuerzo para absorber nutrientes
• Poco esfuerzo para absorver nutrientes	• Más usado para frutas densas (plátanos, papayas, aguacates...)
• Absorción: >90 % nutrientes	• Absorción aproximada: 35 % nutrientes
• Ningún aporte de fibra	
• Más posibilidad de tener picos de azúcar	

Extractor de zumos	Batidora
• Menos sensación de saciedad • Mejor sabor • Mejor para vegetales de hojas verdes	• Mayor aporte de fibra • Menos posibilidad de picos de azúcar en sangre • Sensación de saciedad alimentado con poco

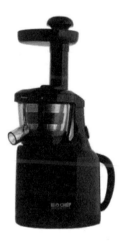

Extractos de zumo

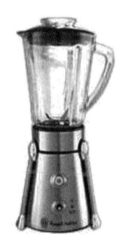

Batidora

Los alimentos Sirt del zumo verde

El zumo verde es parte importante de la fase I de la dieta Sirt. Está basado en alimentos que contienen sustancias con gran poder antioxidante como apigenina, luteolina, kaempferol o quercetina, las cuales trabajaran conjuntamente para activar tus genes Sirt y provocar un descenso del porcentaje graso.

Añadiremos al zumo unos toques de manzana y limón. La acidez de este último nos proporcionará el medio

adecuado para la absorción adecuada de estos nutrientes activadores Sirt.

El zumo está compuesto de:

• Col rizada o berza

• Rúcula

• Perejil

• Apio de monte o levístico (opcional)

• Apio verde

• Té verde matcha

Col rizada o berza

Las coles ya se consumían en la época grecorromana.
Los griegos, además de apreciarlas como alimento,
descubrieron sus propiedades medicinales. A pesar de
ello, las coles han sido consideradas a lo largo de la
historia un alimento propio de gentes humildes y poco
distinguidas. Este concepto un tanto despectivo cam-
bió radicalmente hace unas décadas, cuando se descubrió su gran potencial anticancerígeno: las coles
contienen sustancias capaces de impedir la formación
de tumores malignos e, incluso, de detener su crecimiento.

La col contiene diversos tipos de glucosinolatos, que
son las sustancias responsables de su sabor picante y
de su acción anticancerígena. Además, poseen muchas
otras propiedades dietoterápicas y medicinales.

La col rizada de hojas verdes es un supervegetal que
contiene numerosos nutrientes muy beneficiosos para
la salud, como son vitamina K, vitamina C, vitamina B6,

vitamina A y clorofila. Por otra parte es rica en calcio, manganeso y beta-caroteno, además de tener un alto contenido de fibra. Posee cantidades abundantes de fotoquímicos, quercetina y kaempferol, que le confieren propiedades de activadora Sirt.

Entre sus múltiples beneficios para la salud destacamos:

- Indicada para afecciones estomacales e intestinales.

- Indicada para afecciones cardiocirculatorias.

- Refuerza el sistema inmunitario.

- Ideal para bajar de peso.

- Es un alimento para el cerebro y tiene propiedades cicatrizantes.

- Alto contenido de azufre, el mineral del embellecimiento.

- Ayuda a desintoxicar el cuerpo.

- Contiene compuestos preventivos del cáncer bien conocidos.

- Ayuda a mantener estable la presión arterial.

- Antiinflamatoria y reguladora de la glucosa en la sangre.

Rúcula

Es importante su contenido en vitamina A, que, unida a los flavonoides, ayuda a evitar el cáncer de pulmón, el cáncer bucal y el cáncer de piel. La clorofila que contiene evita que el hígado se vea dañado por sustancias cancerígenas. Posee un gran poder desintoxicante.

- Por su alto contenido en ácido fólico y vitamina B, evita que el cerebro envejezca prematuramente y también evita inflamaciones repetitivas.

- Contiene vitamina K, que ayuda a evitar enfermedades cardiovasculares y favorece que el organismo asimile el calcio que tiene la rúcula. Son de sobra conocidos los beneficios del calcio para los huesos.

- Ayuda a una mejor digestión y nos transmite la sensación de estar llenos, pero con una ingesta de calorías muy baja. Definitivamente, es una hortaliza a tener en cuenta si queremos bajar de peso.

- Mejora también nuestra resistencia a las enfermedades, fortaleciendo el sistema inmunitario gracias a la vitamina C.

- Contiene algunos minerales básicos para el funcionamiento del organismo, como potasio, fósforo y manganeso.

- Reduce el nivel en sangre del colesterol *malo* y ayuda a regular el nivel de azúcar, evitando así enfermedades como la diabetes.

- Favorece la vista por su contenido en carotenoides, que evitan las cataratas.

Perejil

El perejil es una planta aromática cuyas propiedades nos aportan innumerables beneficios, entre ellos ayudar a desintoxicar órganos vitales. Gracias a sus propiedades es una gran ayuda para tratar y controlar la hipertensión, además de ser un potente antioxidante.

Lo podemos encontrar como tratamiento natural para limpiar los riñones, ya que esta planta posee importantes propiedades diuréticas, que estimulan la función renal, facilitando de ese modo la eliminación de líquido del organismo. También es muy utilizado para tratar la hipertensión y la osteoporosis.

Otro gran atributo del perejil es que es un gran antioxidante. Es ideal y muy efectivo para limpiar y rejuvenecer nuestra piel, y para fortalecer las uñas y el cabello, controlando y evitando su caída.

Otra característica valiosa es su acción antineurálgica, ya que contiene una sustancia llamada *apiol*, muy utilizada para curar fiebres intermitentes y neuralgias.

Apio de monte o levístico

Es una de las hierbas más antiguas y, en un tiempo, una de las más empleadas a nivel culinario. Con el tiempo se ha ido sustituyendo en nuestras cocinas por elementos más industriales. Planta muy versátil, de fuerte sabor y con potentes tonos aromáticos. Nos encantaría volver a recuperar esta saludable planta en nuestras cocinas y jardines.

Posee grandes cantidades de quercetina, como ya sabemos, un gran activador Sirt.

Destacamos a continuación su eficacia en las siguientes indicaciones:

- Falta de apetito en niños

- Flatulencias

- Dolor de estómago

- Retención de líquidos

- Depuración de la sangre
- Ácido úrico
- Agotamiento físico
- Anemia
- Debilidad física
- Dolores reumáticos
- Gota
- Hipertensión arterial
- Migrañas
- Trastornos de la menstruación
- Trastornos de la piel: para uso externo en abscesos, acné, dermatitis atópica, eccemas, heridas, forúnculos y psoriasis
- Trastornos del estómago: falta de secreción gástrica.
- Trastornos del hígado y vesícula biliar
- Trastornos del riñón y vías urinarias: cistitis, litiasis renal y uretritis

Apio verde

Se considera que el apio es un buen hipotensor, de cuyo uso existen datos desde tiempos antiguos tanto en la medicina oriental como en la mediterránea. Se utilizó entre los griegos y los romanos como un calmante y aún hoy en día se le atribuyen dichas propiedades.

Se ha señalado también que mejora la circulación y disminuye el colesterol. Asimismo, se han ensalzado sus propiedades depurativas y diuréticas, y se afirma que combate la elevación del ácido úrico, motivo por el cual se recomienda para combatir la artritis y los cuadros gotosos. También se destaca su capacidad alcalinizante y remineralizante.

Contribuye a facilitar la digestión, abre el apetito, combate el estreñimiento y disminuye la formación de gases intestinales. Se ha utilizado para tratar gastritis y padecimientos hepáticos.

Té verde matcha

El té verde matcha es una variedad de té japonés que posee unos increíbles beneficios medicinales y unas propiedades curativas ideales para disfrutar de una buena salud.

Es uno de los tés utilizados tradicionalmente en la ceremonia japonesa del té, y por su presentación como té molido es muy común su uso en la cocina y no solo para la elaboración de la propia bebida de té.

El té verde matcha es muy rico en flavonoides, lo que significa que es una bebida tremendamente antioxidante, sobre todo por la presencia de las denominadas *catequinas* del té, potentes activadoras de las proteínas Sirt.

Estas catequinas muestran una capacidad extraordinaria para neutralizar la acción tan negativa de los radicales libres, ayudando positivamente a reducir los nefastos efectos que ejercen en nuestro organismo.

También aporta vitamina C, un nutriente esencial para prevenir el cáncer, fortalecer nuestras defensas y ayudar en el proceso de depuración natural de nuestro organismo, por ejemplo, impidiendo la retención de líquidos o eliminando toxinas.

Además de ser muy rico en flavonoides, presenta una alta concentración de taninos, los cuales actúan como un suave laxante, lo que significa que se convierte en una variedad de té ideal a la hora de mejorar el tránsito intestinal, de forma totalmente sencilla y natural.

Si tenemos en cuenta que los taninos presentes en el té verde matcha actúan fundamentalmente como desintoxicadores, depuradores y laxantes, no hay duda de que se convierte en un té ideal para adelgazar y bajar de peso.

Entre sus cualidades reconocidas en este sentido, debemos destacar sobre todo su capacidad para aumentar el metabolismo y, por tanto, la quema de calorías por parte del organismo.

Precisamente por su alto contenido en antioxidantes es una bebida ideal para reducir los niveles altos de grasas en la sangre, ayudando sobre todo a disminuir los valores de colesterol alto y de triglicéridos.

Por otro lado, se ha constatado que un consumo regular de té matcha ayuda a bajar los niveles de azúcar en la sangre, siendo a su vez adecuado para personas con diabetes al no elevar los niveles de insulina.

Recientes estudios han constatado que consumir té verde matcha de forma regular es útil para aportar vitalidad a nuestro organismo, actuando de manera natural a la hora de aportarnos energía. De hecho, se ha demostrado que es capaz de mejorar la resistencia física de quienes lo consumen habitualmente.

La mayoría de los alimentos que acabamos de describir son fáciles de conseguir en mercados y supermercados, con alguna excepción. La primera es el té verde matcha, que empieza a introducirse en supermercados y se puede adquirir vía *online* y en herboristerías y tiendas de dietética. Lo mismo pasa con el apio de monte o levístico, que podemos encontrar en centros de jardinería y también en herboristerías y tiendas de dietética.

Guía de los 7 días paso a paso

Día 1

Empezamos la semana con un delicioso salteado lleno de sabores. Esta técnica de cocción es una magnífica opción para respetar todos los nutrientes de nuestros superalimentos. Se puede llegar a perder solo un 20 % de nutrientes, mientras que con el microondas perderíamos un 56 % y cuando hirvamos llegaríamos a una pérdida del 75 %.

Hoy también introduciremos el trigo sarraceno, muy popular en Japón y una fantástica opción para la gente intolerante al gluten.

En el primer día consumiremos:

- 3 zumos verdes separados a lo largo del día: temprano por la mañana, media mañana y media tarde

- 1 comida principal: opción estándar u opción vegana

Opción estándar

- Fideos soba de trigo sarraceno salteados con langostinos

- 15-20 gramos de chocolate negro (85 % de cacao puro)

Opción vegana

- Tofu glaseado con miso y sésamo con jengibre y chili salteados
- 15-20 gramos de chocolate negro (85 % de cacao puro)

Día 2

El único cambio en este segundo día será la comida principal. El cacao sigue figurando como opción a repetir. Ya hemos hablado de los grandes beneficios que aporta este superalimento. Evidentemente, nos referimos a un chocolate no aderezado con leche ni azúcares y que contenga un mínimo de 85 % de cacao puro. Igual de importante es el proceso que sigue este chocolate para su elaboración. Muy frecuentemente es manipulado mediante el conocido proceso *dutch process*, que consiste en tratar el chocolate con un agente alcalinizante para modificar su color y conseguir un sabor más suave en comparación con el cacao natural, aumentando su solubilidad y reduciendo la acidez. Este proceso se utiliza en gran parte del chocolate que se consume hoy en día y también en helados, cacao caliente y horneado.

Algunos estudios han determinado que el 60 % de los flavonoides y antioxidantes originales del cacao natural han sido destruidos en procesos de alcalinización ligeros, y el 90 % han sido destruidos en procesos de alcalinización pesados. Desafortunadamente, solo en algunos países podremos leer en el etiquetado que el chocolate está libre de procesos de alcalinización. Por ejemplo, tenemos la certeza de que el chocolate Lindt Excellence 85 % Cacao sí está libre de estos procesos.

En este segundo día, también aparecen las alcaparras, alimento con niveles muy altos de nutrientes activadores Sirt como el kaempferol y la quercetina. Los estudios realizados demuestran que la quercetina tiene propiedades antibacterianas, anticancerígenas, analgésicas y antiinflamatorias.

Además, las alcaparras fortalecen los capilares e inhiben la formación de plaquetas en los vasos sanguíneos, lo cual es de gran ayuda para la circulación de la sangre.

En el segundo día consumiremos:

- 3 zumos verdes

- 1 comida principal: opción estándar u opción vegana

Opción estándar

- Escalope de pavo con salvia, alcaparras y perejil, con cuscús de coliflor con especias

- 15-20 gramos de chocolate negro (85 % de cacao puro)

Opción vegana

- Dhal[1] de col y cebolla roja con trigo sarraceno

---

1. El dhal es una preparación estupenda a base de lentejas, ligera, aromática y muy reconfortante, ideal para preparar con la variedad roja o coral. Plato muy típico de la cocina india.

- 15-20 gramos de chocolate negro (85 % de cacao puro)

Día 3

En este tercer día introduciremos el pimiento chile en nuestra alimentación. Los amantes del picante podrán disfrutar de las bondades del chile o pimiento, una pieza fundamental en culturas gastronómicas de todo el planeta. Detrás de la sensación de picor está la capsaicina, que engaña al sistema nervioso central y cambia el foco de atención del dolor. Son muchos los usos y beneficios que se asocian a los pimientos ricos en capsaicina. Entre ellos, su empleo como analgésico en patologías como psoriasis, artritis reumatoide o neuralgias.

Desde el punto de vista de la salud, sabemos que el calor producido por su consumo produce una fantástica activación Sirt que activa el metabolismo. Sabemos que no todo el mundo es partidario de las especias en las comidas, pero te instamos a que te inicies en este fabuloso alimento con pequeñas cantidades. Investigaciones recientes demuestran que quienes ingieren comidas con especias tres o más veces a la semana tienen un índice de mortalidad un 14 % menor que aquellos que lo consumen menos de una vez a la semana.

Este también será el último día en que tomaremos los tres zumos diarios. A partir de aquí serán solo dos al día, lo que dará paso a introducir otras bebidas en la dieta. Evidentemente agua, té verde, y ¿qué te parece el café como alimento Sirt? Es muy probable que consumas al menos un café al día, y que hayas pensado que es un mal hábito que es mejor abandonar.

Sin embargo, cada vez se descubren más y más beneficios de esta conocida planta, lo que explica que los bebedores de café posean menor riesgo de sufrir diabetes, al igual que ciertos cánceres y enfermedades neurodegenerativas. Si no estás habituado a la cafeína del café, mejor no introducirlo, pero si eres de los que lo disfrutan, ¡estás de enhorabuena! Evidentemente, nos referimos al consumo de café solo, sin adiciones de leche ni azúcares o edulcorantes que perjudiquen este gran alimento.

En el tercer día consumiremos:

- 3 zumos verdes

- 1 comida principal: opción estándar u opción vegana

Opción estándar

- Pechuga de pollo aromatizada con col y cebolla roja con una salsa de chile y tomate

- 15-20 gramos de chocolate negro (85 % de cacao puro)

Opción vegana

- Tofu horneado en salsa harissa[2] con cuscús de coliflor

---

2. La harissa es una salsa picante que constituye uno de los ingredientes más comunes de la gastronomía magrebí, especialmente la de Túnez y de Oriente Medio.

- 15-20 gramos de chocolate negro (85 % de cacao puro)

Día 4

Hemos llegado al ecuador de la primera semana. A partir de ahora tomaremos solo dos zumos verdes diarios y aumentaremos a dos las comidas principales.

Empezaremos a incluir el muesli Sirt por las mañanas, al que añadiremos los dátiles. A pesar de tener grandes cantidades de azúcar y de parecer a priori un alimento poco recomendado si estamos buscando adelgazar, el azúcar natural que contiene está equilibrado con grandes cantidades de polifenoles activadores Sirt. En comparación con el dañino azúcar refinado, los dátiles, comidos con moderación, no producen efectos relevantes de subidas de azúcar en sangre.

En el cuarto día consumiremos:

- 2 zumos verdes

- 2 comidas principales: opción estándar u opción vegana

Opción estándar

- Comida 1: Muesli Sirt

- Comida 2: Filetes de salmón a la plancha con achicoria caramelizada, con ensalada de rúcula y hojas de apio

Opción vegana

- Comida 1: Muesli Sirt
- Comida 2: Estofado de frijol toscano

Día 5

Comenzamos la inclusión de la fruta en este quinto día. Las fresas irrumpen en la dieta con unas reducidas dosis de azúcar y la consiguiente reducción de la demanda de insulina. Son unos alimentos fantásticos para cualquier dieta saludable de pérdida de peso.

El miso es un condimento consistente en una pasta aromatizante hecha con semillas de soja o cereales y sal marina fermentada con el hongo koji. Gracias a sus enzimas y fermentos favorece el equilibrio de la flora intestinal, siendo por ello aconsejable tanto en caso de diarrea como de estreñimiento. Es ideal cuando hay mala digestión (acidez de estómago, gases, eructos, etc.), ya que el miso contiene enzimas vivas.

Es sumamente recomendable para las enfermedades cardiovasculares, ya que contiene ácido linoleico y lecitina de soja, que disuelven el colesterol en la sangre y evitan el endurecimiento de los vasos sanguíneos.

Gracias a sus isoflavonas, que favorecen el equilibrio hormonal de la mujer, el miso es muy adecuado en la menopausia, ayudando a combatir los síntomas más habituales, como sofocos y pérdida de calcio (osteoporosis). De hecho, las mujeres asiáticas que consumen soja en sus diferentes presentaciones apenas presentan síntomas durante la menopausia.

El miso es un buen alcalinizante, ya que nos aporta muchos minerales y favorece la eliminación de la acidez del organismo causada por alimentos acidificantes como el azúcar blanco, los alimentos refinados y las grasas animales. Si unimos ese poder alcalinizante al de sus glúcidos y minerales de fácil absorción, es lógico que muchas personas se sientan con más energía después de consumirlo.

En el quinto día consumiremos:

- 2 zumos verdes
- 2 comidas principales: opción estándar u opción vegana

Opción estándar

- Comida 1: Tabule[3] de trigo sarraceno y fresas
- Comida 2: Bacalao marinado en miso con salteado de verduras y sésamo

Opción vegana

- Comida 1: Tabule de trigo sarraceno y fresas
- Comida 2: Fideos soba en caldo de miso con tofu, apio y berza

---

3. El tabule, también escrito "tabulé" o, más correctamente, "tabbule", es una ensalada oriunda de Siria y Líbano que se emplea a veces como acompañamiento de aperitivos típicos de la zona. Se trata de un plato frío consumido en los calurosos meses de verano en todos los países árabes.

Día 6

Cada vez son más las alabanzas que se vierten sobre los beneficios que proporciona la dieta mediterránea, y más concretamente dos de sus alimentos estrella: el aceite de oliva virgen extra y el vino tinto.

El aceite de oliva, rico en ácidos grasos insaturados y polifenoles, es un producto de altísima calidad y un maravilloso alimento. Es evidente que nos referimos al aceite de oliva en su denominación virgen extra, obtenido de las primeras prensadas y con las mejores cualidades organolépticas.

Y, por otra parte, tenemos el vino tinto y su resveratrol, un potente activador Sirt. Para el cerebro, parece que es mucho mejor beber vino que abstenerse de hacerlo. Así lo prueban cerca de setenta estudios científicos recientes que muestran cómo el consumo leve o moderado de vino mejora la función cognitiva y la agilidad mental.

Además, ingerirlo en pequeñas dosis previene la demencia, tal y como demostraba un estudio de la academia sueca Sahlgrenska, basado en un seguimiento a 1.500 mujeres durante 34 años. Posiblemente, ello se debe a que los antioxidantes del vino reducen la inflamación, impiden que las arterias se endurezcan (aterosclerosis) e inhiben la coagulación, mejorando así el riego sanguíneo de nuestro órgano pensante, tal y como concluía un análisis publicado en *Acta Neurologica Scandinavica*.

El consumo de vino activa el gen Sirt-1, que impide la formación de nuevas células de grasa y ayuda a movilizar las ya existentes, tal y como demostraron los científicos del Instituto Tecnológico de Massachusetts (MIT) en un estudio publicado en *Nature*.

Otro trabajo dado a conocer en la revista *Archives of Internal Medicine* concluía que, aunque el alcohol contiene 7 calorías por gramo, sus efectos sobre el metabolismo hacen que beber vino moderadamente reduzca la obesidad y el sobrepeso al envejecer. La dosis diaria óptima, según dicha investigación, sería de 40 gramos de alcohol al día, lo que significa que hay que moderar mucho su consumo. El resveratrol es bastante estable a altas temperaturas, por lo que cocinar con vino puede ser otra fantástica opción para su consumo.

El ejercicio físico se podría servir a partir de ahora en copas de vino. Un estudio publicado en la revista *FASEB Journal* sugiere que el resveratrol de la uva contrarresta eficazmente los efectos negativos sobre el organismo de una vida sedentaria. Los científicos sometieron a varias ratas a un ambiente sedentario limitando sus movimientos. A un grupo se le suministró resveratrol y observaron que solo los roedores que no consumían este ingrediente del vino empezaron a sufrir disminución de masa y fuerza muscular y mostraron debilidad ósea.

El resveratrol no es un sustituto del ejercicio, pero puede disminuir el proceso de deterioro en caso de que un individuo se vea obligado a guardar reposo.

En el sexto día consumiremos:

- 2 zumos verdes

- 2 comidas principales: opción estándar u opción vegana

Opción estándar
- Comida 1: Ensalada Sirt

- Comida 2: Asado de ternera con salsa de vino tinto, aros de cebolla, col con ajos y patatas rustidas

Opción vegana

- Comida 1: Ensalada Sirt de lentejas
- Comida 2: Mole[4] de alubias rojas con patatas al horno

Día 7

Concluimos hoy la primera semana de seguimiento de la dieta Sirt. Pero, lejos de acabar, esto solo es el principio de un cambio en tu estilo de vida en el que los alimentos Sirt formarán parte siempre de tus platos.

Las nueces serán este séptimo día las protagonistas. Un alimento desechado en cualquier dieta por su alta tasa calórica, pero con multitud de propiedades saludables. Muy versátiles para cocinar, en ensaladas o como un *snack*.

En el séptimo día consumiremos:

- 2 zumos verdes
- 2 comidas principales

Opción estándar

- Comida 1: Tortilla Sirt

---

4. El término *mole* (del náhuatl *molli* o *mulli*) se refiere a varios tipos de salsas mexicanas hechas principalmente a base de chiles y especias, y que son espesadas con masa de maíz, y también a los platillos con carne y vegetal preparados con estas salsas.

- Comida 2: Pechuga de pollo al horno con pesto de nueces y perejil, y ensalada de cebolla roja

Opción vegana

- Comida 1: Ensalada Waldorf
- Comida 2: Berenjenas asadas con pesto de nueces y perejil, y ensalada de tomate

11
Fase II.
Mantenimiento

¡Mi más sincera enhorabuena si has completado la fase I de la dieta Sirt! Si has seguido todas las indicaciones paso a paso habrás empezado a notar los resultados. No solo te verás más delgado y tonificado, sino que también habrás aumentado tu vitalidad y energía.

La pregunta que seguramente te estarás haciendo en este momento es: ¿y ahora qué? ¿Cómo adaptamos todo lo conseguido en la fase I a la rutina diaria de alimentación? Con este fin hemos preparado un plan de 14 días de mantenimiento para que puedas seguir disfrutando de los enormes beneficios de los alimentos Sirt.

Durante la fase II observarás cómo, a pesar de no centrarnos en la restricción calórica, se consolidan los resultados logrados y continúas perdiendo peso poco a poco. La llave para el éxito en esta fase radica en mantener la ingesta de una dieta rica en alimentos Sirt. Así pues, hemos diseñado un plan de dieta semanal, con fantásticas y deliciosas recetas.

En estos 14 días tu dieta consistirá en:

- 3 equilibradas comidas Sirt, la última no más tarde de las 19.00 horas

- 1 zumo verde, 30 minutos antes del desayuno

- 1-2 snacks opcionales ricos en alimentos Sirt

Las comidas están diseñadas para hacerte sentir saciado y que no pases hambre. Igual que en la fase I, escucha a tu cuerpo y siéntete guiado por tu apetito. La pauta para las bebidas sigue siendo la misma: agua, té verde y café. También puede ser té blanco o té negro, así como infusiones herbales. Asimismo, seguiremos consumiendo vino tinto con moderación, limitando su ingesta a la comida: un vaso al día o 2-3 días a la semana.

Si eres de los que necesitan comer pequeños bocados entre horas, lo cual es muy interesante para que el metabolismo se mantenga alto, hemos creado unos deliciosos *snacks* para tu disfrute.

Incluiremos también en el plan de estas dos semanas unos deliciosos *smoothies*, bebidas muy saludables y refrescantes que permiten una gran combinación de ingredientes. Su base es la fruta pero podemos añadir verduras variadas, saborizantes, etcétera, para que sean más sabrosos y completos.

Veamos en la siguiente tabla un plan de 14 días y a continuación los ingredientes de los platos Sirt:

	DESAYUNO	COMIDA	CENA
Días 8 y 15	*Smoothie* Sirt	Ensalada Sirt con pollo	Salteado de gambas con fideos soba
Para los veganos	*Smoothie* Sirt	Ensalada Waldorf	Estofado de frijol toscano
Días 9 y 16	Muesli Sirt	Pita integral rellena	Tajín de dátiles y calabaza con trigo sarraceno
Para los veganos	Muesli Sirt	Judía blanca bañada en miso con ramilletes de apio y tortitas de avena	Tajín de dátiles y calabaza con trigo sarraceno
Días 10 y 17	Yogur con moras, trozos de nueces y chocolate negro	Ensalada Sirt de atún	Pollo con berza al curry con patatas Bombay
Para los veganos	Yogur de soja o coco con moras, trozos de nueces y chocolate negro	Pita integral rellena	Dhal de col y cebolla roja con trigo sarraceno
Días 11 y 18	Huevos revueltos condimentados	Tabule de trigo sarraceno y fresas	Chile con carne
Para los veganos	Revuelto de setas y tofu	Tabule de trigo sarraceno y fresas	Mole de alubias rojas con patatas al horno
Días 12 y 19	*Smoothie* Sirt	Ensalada Waldorf	Pasta con salmón ahumado, chile y rúcula
Para los veganos	*Smoothie* Sirt	Ensalada Sirt	Tofu horneado en salsa harissa con cuscús de coliflor
Días 13 y 20	Crepe de trigo sarraceno con fresas, salsa de chocolate negro y nueces aplastadas	Sopa de tofu y shiitake	Curry de pollo con mango
Para los veganos	Yogur de soja o coco con moras, trozos de nueces y chocolate negro	Sopa de tofu y shiitake	Arroz integral con ensalada de remolacha y tofu frito

	DESAYUNO	COMIDA	CENA
Días 14 y 21 Tortilla Sirt		Ensalada Sirt con lentejas	Pechuga de pollo al horno con pesto de nueces y perejil, y ensalada de cebolla roja
Para los veganos	Muesli Sirt	Ensalada Sirt con lentejas	Bacalao marinado en miso con salteado de verduras y sésamo

Ensalada Sirt

- 50 gramos de rúcula
- 50 gramos de hojas de achicoria
- 100 gramos de rodajas de salmón ahumado
- 80 gramos de aguacate pelado en rebanadas
- 40 gramos de apio cortado
- 20 gramos de cebolla roja cortada
- 15 gramos de nueces troceadas
- 1 cucharada de alcaparras
- 1 dátil largo, deshuesado y picado
- 1 cucharada de aceite de oliva virgen extra de zumo de limón
- 10 gramos de perejil picado

Ensalada Waldorf Sirt

- 100 gramos de apio cortado
- 50 gramos de manzana cortada
- 50 gramos de nueces troceadas

- 10 gramos de cebolla roja cortada

- 5 gramos de perejil picado

- 1 cucharada de alcaparras

- 1 cucharada de aceite de oliva virgen extra

- 1 cucharadilla de vinagre balsámico de zumo de limón

- 50 gramos de rúcula

- 35 gramos de hojas de achicoria

- 1 cucharada de mostaza de Dijon[5]

Muesli Sirt

- 20 gramos de copos de trigo sarraceno

- 10 gramos de trigo sarraceno hinchado

- 15 gramos de copos de coco o coco desecado

- 40 gramos de dátiles deshuesados y picados

- 15 gramos de nueces troceadas

- 10 gramos de virutas de cacao

- 100 gramos de fresas troceadas

- 100 gramos de yogur natural bio (para veganos, yogur de soja o yogur de coco)

---

5. La mostaza de Dijon es una mostaza francesa. Se denomina así por haberse producido históricamente en la ciudad de Dijon. Se trata de una mostaza de sabor fuerte de la que existen muchas variedades. Está hecha a partir de granos de mostaza negra (*Brassica nigra*), de vinagre, de sal y de ácido cítrico, además de agua.

Pita integral rellena Sirt

- 80 gramos de pavo cocido en rodajas
- 20 gramos de queso cheddar
- 35 gramos de pepino cortado en cubitos
- 30 gramos de cebolla roja cortada
- 25 gramos de rúcula cortada
- 10-15 gramos de nueces troceadas

Versión vegana

- 2-3 cucharadas de hummus[6]
- 35 gramos de pepino cortado en cubitos
- 30 gramos de cebolla roja cortada
- 25 gramos de rúcula cortada
- 10-15 gramos de nueces troceadas

Smoothie Sirt

- 100 gramos de yogur natural bio (yogur de soja o coco para los veganos)
- 6 nueces cortadas en mitades
- 8-10 fresas medianas cortadas
- Puñado de col rizada, con los tallos cortados
- 20 gramos de chocolate negro (85 % de cacao)

6. El hummus es una crema de puré de garbanzos cocidos con zumo de limón, que incluye pasta de tahini y aceite de oliva. Según la variante local puede llevar, además, otros ingredientes, como ajo o pimentón.

- 1 dátil deshuesado y picado

- $\frac{1}{2}$ cucharada de cúrcuma molida

- 1-2 milímetros de trozo de pimiento chile

- 200 mililitros de leche de almendras no azucarada

Tortilla Sirt

- 50 gramos de lonchas de beicon

- 3 huevos ecológicos

- 35 gramos de achicoria roja, cortada muy fina

- 5 gramos de perejil, picado muy fino

- 1 cucharada de aceite de oliva virgen extra

12 Los beneficios del ejercicio físico asociados a la dieta Sirt

Si ya has terminado las dos fases de la dieta Sirt, estás de enhorabuena: tu organismo se habrá visto ampliamente beneficiado con la inclusión de estos superalimentos. Y lo que es más importante, habrás empezado con tu revolución saludable personal. Has elegido el camino hacia una vida con más bienestar, llena de vitalidad y energía.

La importancia del ejercicio físico

Para comentar la importancia del ejercicio físico os mostraremos a continuación la estadística oficial de hábitos deportivos en España, con el objetivo de comprender mejor cómo practica la sociedad ejercicio en su vida cotidiana.

Personas que practicaron deporte en el último año, según sexo, edad y nivel de estudios

(En porcentaje de la población total investigada de cada colectivo)

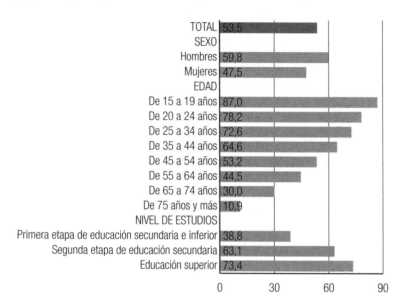

Personas que practicaron deporte en el último año, según frecuencia

(En porcentaje de la población total investigada)

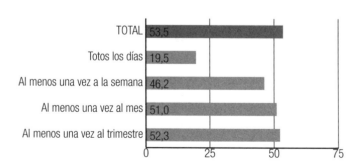

Principales barreras a la práctica deportiva

(En porcentaje de la población total investigada)

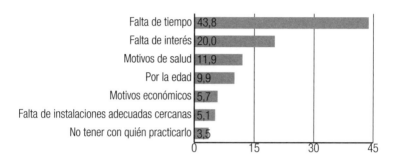

Personas que practicaron deporte en el último año, según situación personal y laboral

(En porcentaje de la población total investigada de cada colectivo)

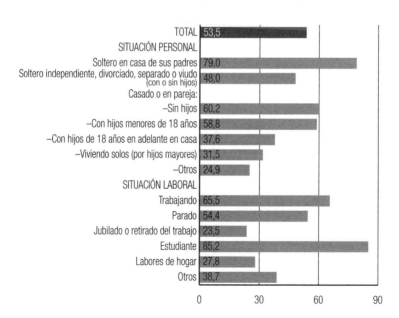

Motivos pricipales por los que han practicado deporte

(En porcentaje de la población que practicó deporte en el último año)

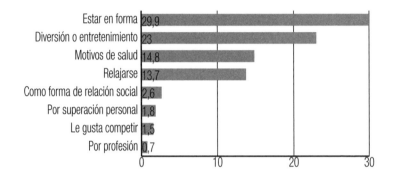

Como especialista en la rama de la actividad física y la salud con más de quince años de experiencia en el sector, estoy en continuo contacto con las personas que buscan una mejora de su salud física, psíquica y emocional.

Es verdad que la práctica deportiva está de moda y hay un notable incremento del interés por el deporte. No hay más que ver los estudios de tendencias de cada año para entender que los amantes del ejercicio cada vez serán más. Pero, lamentablemente, aunque disponemos de mejores instalaciones y recursos para su práctica, la realidad de es que cada vez nos hemos vuelto más sedentarios y la falta de tiempo y motivación para la práctica deportiva son grandes losas que nos acompañan en la vida diaria. Uno de los grandes problemas de esta sociedad son los trabajos altamente estáticos en los que la mayoría de ciudadanos se ven envueltos: miles de horas de oficina delante de un ordenador, adquiriendo fatales hábitos posturales y nutricionales que nos abocarán a un irremediable deterioro físico.

Según la European Heart Network, España se sitúa en el Top 10 de los países europeos con más sedentarismo entre los adultos. Un 42% de los mayores de 18 años declara no realizar ningún tipo de actividad física durante la semana, frente al 6% de Suecia o el 7% de Finlandia. Otro aspecto a destacar en este contexto es la importancia de frenar las cifras de obesidad infantil, en continuo crecimiento en estas últimas décadas.

La incursión de las nuevas tecnologías y su continua expansión están acarreando conductas de inactividad física cada vez más preocupantes desde el punto de vista de la salud: móviles, escaleras mecánicas, andadores eléctricos o vehículos motorizados de todo tipo dificultan la actividad física diaria tan necesaria. También debemos incluir aquí las largas jornadas de trabajo y la inexistente compatibilidad de la vida laboral con la vida personal, que provocan que cada vez más personas abandonen la práctica deportiva y los beneficios que conlleva.

Como entrenador personal y nutricionista siempre trato de inculcar a mis clientes la importancia de mantenerse activo como fuente de calidad de vida. Sin embargo, ello implica efectuar cambios sustanciales en sus vidas cotidianas. Para que nuestro organismo evolucione no es suficiente con tener un entrenador personal o ser socio de una instalación deportiva. No podemos estar todo el día sentados y pretender paliar nuestra falta de actividad haciendo dos o tres horas de ejercicio a la semana.

Cada vez hay más estudios serios y rigurosos que destacan la importancia de llevar una vida activa como un hábito más eficaz que acudir eventualmente a tu centro deportivo. La Organización Mundial de la Salud recomienda realizar 60 minutos de actividad física moderada todos los días de la semana, o al menos 300 minutos acumulados en la semana. Para alcanzar esta cuota de actividad se pueden sumar todos aquellos esfuerzos físicos que se realizan durante el día. Esto incluye tanto la actividad física realizada específicamente para mejorar el estado de salud (como puede ser ir al gimnasio o hacer deporte) como las actividades realizadas durante el día que supongan un esfuerzo físico y el consumo de energía (como desplazarse de un lugar a otro en bicicleta o caminando).

Acciones como subir una escalera, pasear, bajarse unas paradas antes en el autobús o jugar con los niños pueden convertirse en las mejores herramientas para disfrutar de una salud óptima. Estas acciones aparentemente intrascendentes mantienen nuestro cuerpo despierto: con una actividad física regular de unos 30 minutos diarios de moderada intensidad conseguiremos activar nuestros genes Sirt y aumentar los beneficios que nos proporciona la dieta Sirt.

Es importante que enseñemos a los más jóvenes a tomar decisiones que les permitan tener una vida más activa. Nos rodean continuamente múltiples comodidades que nos alejan de emplear nuestro cuerpo para realizar diferentes tareas. Por ejemplo, si hay que desplazarse dentro de un edificio, es preferible hacerlo por las escaleras en lugar de hacerlo por los ascensores. Cada vez me espanto más al ver esas largas colas que se forman delante de las escaleras mecánicas relegando a un segundo lugar a las tan beneficiosas escaleras convencionales. De la misma forma, en la ciudad se puede ir de un lugar a otro andando o en bicicleta, en lugar de hacerlo en coche o en algún otro transporte motorizado.

Debemos aprender todavía mucho de otras capitales europeas donde el transporte sostenible y saludable cada vez tiene más peso. Pasear a los perros, las tareas del hogar, jugar con nuestros hijos, acudir a la naturaleza cuando podamos, etcétera. No hay excusa para no emplear nuestro cuerpo para lo que fue creado: el movimiento. Recordad siempre que no hemos sido creados para las ciudades, las oficinas o los ordenadores, aunque nos sintamos cómodos en este entorno. Nuestro cuerpo fue diseñado para moverse, agacharse, trepar, levantarse y multitud de movimientos que tenemos olvidados.

¡Empléate a fondo y sal de tu zona de confort!

El trabajo de fuerza

Los alimentos Sirt pueden ayudarnos a un cierto mantenimiento de la masa muscular, pero evidentemente la mejor manera de que esta se mantenga, o mejor aún, de que aumente, es mediante la práctica de ejercicio físico. Son muchos años de profesional en el sector de la actividad física, observando como la introducción de ejercicio en la vida de los pacientes repercute en un notorio aumento de su masa muscular y, como consecuencia, en una mejora total de su calidad de vida a todos los niveles.

En estos últimos años, los fisiólogos y profesionales deportivos más expertos no dejan de alabar los beneficios del trabajo de fuerza y de aumento de masa muscular como solución a muchos males. Aumenta tu resistencia, tu metabolismo, tu gestión energética; todo son beneficios. Practiques el deporte que practiques no dejes nunca de incluir los trabajos de fuerza en tus rutinas de entrenamiento. Incluso las personas mayores se pueden beneficiar de este tipo de trabajo.

Anexo.
Directorio
de los alimentos
Sirt esenciales

1.- Aceite de oliva

El aceite de oliva es un alimento tradicional de la dieta mediterránea, nutritivo y beneficioso. Está catalogado como uno de los alimentos más sanos.

El aceite de oliva es el que aporta más omega-9. Pertenece a los ácidos grasos "buenos", que son los constituyentes esenciales de nuestro organismo. Se fabrica a partir de las olivas negras y se puede consumir regularmente porque se digiere muy bien.

SU UTILIDAD NUTRICIONAL

El aceite de oliva es neutro en términos de acidez o alcalinidad. Pero atención, tonificar el hígado desemboca en una alcalinización mayor.

Composición del aceite de oliva en ácidos grasos:

- Saturados: 13 %
- Omega-9: 73 % (72 % de ácido linoleico)
- Omega-3: 1 % (0,6 % de ácido alfa-linolénico)
- Índice glucémico: 0

SUS BENEFICIOS PARA LA SALUD

Múltiples beneficios: rico en antioxidantes que combaten el envejecimiento celular, el aceite de oliva aumenta la secreción de la bilis y, por tanto, contribuye a prevenir los cálculos biliares. Es purgativo y regula el tránsito intestinal. Pero además es sedativo, tranquilizante, calmante y refrescante. Da vigor a la piel y al cabello seco y estropeado.

Combate el colesterol: el aceite de oliva es uno de los aceites que rehabilita y tonifica mejor el hígado, el órgano predilecto en el metabolismo del colesterol. El consumo de omega-9 está asociado a una disminución del riesgo de problemas cardiovasculares (al mejorar la flexibilidad de las arterias), al reducir el nivel del colesterol total y del "malo" en sangre, sobre todo si se evitan al mismo tiempo las grasas saturadas.

Protege las arterias: el aceite de oliva retarda la adhesividad de las plaquetas. Su acción beneficiosa para la función plaquetaria es otra explicación más de por qué las poblaciones que consumen mucho aceite de oliva (en la región del Mediterráneo) sufren menos enfermedades cardíacas.

Vitaminado: el aceite de oliva es una fuente de vitaminas E y K.

Disminuye la presión arterial: incluir el aceite de oliva en la dieta es un buen remedio para la presión alta.

RECOMENDACIONES PRÁCTICAS

¿Cómo elegirlo?

El aceite debe ser biológico, virgen extra de color intenso (será más rico en pigmentos vegetales) y de primera prensada en frío. Su origen tiene que estar indicado en la etiqueta y es mejor que provenga de la agricultura biológica.

¿Cómo consumirlo?

El aceite de oliva se suele consumir crudo, en las ensaladas, verduras cocidas o cereales. También se puede freír, pero no es conveniente. En los pasteles y galletas, se puede sustituir la mantequilla por aceite de oliva. En los fritos, mejor optar por un aceite de oliva refinado que soporta una temperatura de calentamiento máxima de 210 °C.

¿Cómo conservarlo?

Se conserva en un lugar protegido de la luz, en un envase opaco y a temperatura ambiente.

CONCLUSIONES DE LOS ESTUDIOS

Hay estudios que demuestran una reducción del riesgo de infarto y de la mortalidad por enfermedades coronarias en personas habituadas a la dieta mediterránea, incluyendo el aceite de oliva.

Algunos estudios establecen un vínculo entre el aporte de ácidos grasos monoinsaturados procedentes, entre otros, del aceite de oliva y la prevención del cáncer de colon y de mama. Científicos americanos han descubierto también que el aceite de oliva debilita un gen que transforma las células normales en células tumorales.

En un estudio realizado por la Universidad de Kentucky, dos tercios de cucharada de aceite de oliva al día redujeron la presión sistólica en cinco puntos y la diastólica en cuatro. El análisis de la dieta de casi 5.000 italianos, según descubrió que las personas que consumían mayor cantidad de aceite de oliva tenían la presión arterial tres o cuatro puntos por debajo del resto.

2.- Achicoria

Se denomina también achicoria rizada y es una variedad de lechuga similar a la escarola. Posee capacidad mineralizadora y tónica, y es beneficiosa para el hígado.

La achicoria, que se parece a la escarola por un lado y también a las variedades derivadas de la achicoria silvestre y la endivia, es rica en antioxidantes y vitaminas.

SU UTILIDAD NUTRICIONAL

50 gramos de achicoria rizada aportan el 100% de la ración diaria recomendada de beta-caroteno y el 20 % de vitamina A.

La achicoria forma parte también de las hortalizas más ricas en fibras.

100 gramos de achicoria rizada te aportan:

- 20 kilocalorías
- 1,2 gramos de proteínas
- 0,4 gramos de lípidos
- 3,6 gramos de glúcidos
- 3,2 gramos de fibras
- Índice glucémico: 15

SUS BENEFICIOS PARA LA SALUD

Amplias propiedades digestivas:
- Depurativa, digestiva y tónica, una verdadera amiga del hígado.
- Favorecedora de la secreción de la bilis y con propiedades diuréticas y laxantes gracias a su contenido en ácido chicorésico.
- Contiene inulina, un glúcido que desempeña una función prebiótica, favoreciendo el desarrollo de bacterias buenas en el intestino y, por consiguiente, mejorando el tránsito intestinal. La raíz de la achicoria contiene grandes cantidades de inulina.

Capacidad de drenaje: la achicoria es excelente para paliar los efectos de una alimentación excesivamente rica en ocasiones.

Alto contenido en agua y fibras.

Rica en nutrientes indispensables: las achicorias son ricas en antioxidantes, sobre todo carotenoides y compuestos fenólicos (flavonoides y ácidos fenólicos).

Vitaminas: rica en vitaminas A, B9 y K.
- La vitamina A interviene en la regeneración de los tejidos y la visión nocturna.
- La vitamina B9 participa en el equilibrio nervioso y previene determinadas malformaciones del feto.
- La vitamina K ayuda a la fijación del calcio en los huesos y juega un papel principal en la coagulación de la sangre.
- Contiene también, en orden descendente: vitaminas B5 y C, manganeso, vitaminas B1, B2, B6 y E.

Minerales:
- Rica en cobre, mineral indispensable para el funcionamiento de numerosas enzimas del organismo, que per-

mite además la absorción del hierro que entra en la composición de la hemoglobina (la molécula que asegura el transporte del oxígeno en la sangre).

• Contiene también, en orden descendente: manganeso, calcio, hierro, magnesio, fósforo, potasio y zinc.

RECOMENDACIONES PRÁCTICAS

¿Cómo elegirla?

Como todas las hortalizas, debe ser fresca y crujiente.

¿Cómo consumirla?

Es muy deliciosa con un poco de un buen aceite de oliva y un poco de zumo de limón.

¿Cómo conservarla?

Una vez lavada y escurrida, se envuelve en un trapo húmedo y se coloca en un bote de cierre hermético en el frigorífico.

CONCLUSIONES DE LOS ESTUDIOS

Varios estudios demuestran que la inulina, contenida en particular en la achicoria (sobre todo en sus raíces), pero también en el tupinambo y la alcachofa, puede reducir la progresión del cáncer de colon.

Otros estudios realizados en animales demuestran que mejora la absorción del calcio y del magnesio, pero estos resultados todavía se han de confirmar en los humanos.

En cuanto a los efectos de la inulina sobre las grasas circulantes en la sangre, los resultados son contradictorios, pero se puede afirmar que ayuda a reducir los triglicéridos en las personas que tienen un índice demasiado elevado.

3.- Alcaparras

Las alcaparras aportan un gran valor nutricional a nuestra dieta al ser ricas en proteínas, aceites y fibras.

Las alcaparras son los botones florales del alcaparro, arbusto que crece en terrenos rocosos, calcáreos y arcillosos. Las alcaparras guardan una gran similitud en su forma con las olivas, aunque su tamaño es notablemente inferior. Son originarias del sudoeste de Asia pero están ampliamente extendidas por la zona mediterránea.

SU UTILIDAD NUTRICIONAL

Las alcaparras aportan a la dieta un gran valor nutricional al ser ricas en proteínas, aceites y fibras. Las alcaparras, por su parte, apenas poseen grasa y su componente principal es el agua, seguida de los hidratos de carbono.

100 gramos de alcaparras te aportan:

- 23 kilocalorías
- 2,3 gramos de proteínas
- 4,9 gramos de hidratos de carbono
- 3,2 gramos de fibras
- Colesterol: 0
- Índice glucémico: 15

SUS BENEFICIOS PARA LA SALUD

Aperitivas: son tónicas para el estómago y abren el apetito. Sus aromas estimulan la producción de jugos gástricos y combaten la falta de secreciones causantes de digestiones pesadas.

Antioxidantes: debido a su contenido en flavonoides (quercetina, kaempferol), ácido ferúlico y ácido sinápico. Previenen enfermedades cardiovasculares y ciertos tipos de cáncer.

Para perder peso, ya que su contenido calórico es muy bajo al estar constituidas fundamentalmente por agua, con muy poca cantidad de grasas y carbohidratos.

Información general: añadir alcaparras a las ensaladas puede ayudar a mejorar la salud de nuestras articulaciones. Las alcaparras son eficaces en las dificultades de micción y cistitis debido a sus propiedades diuréticas. Alivian el dolor de estómago y las flatulencias.

RECOMENDACIONES PRÁCTICAS

¿Cómo elegirlas?

Una vez recolectadas a mano, las alcaparras se clasifican en cuatro calibres diferentes. Las pequeñas son algo más caras porque su recolección es más trabajosa y son más apreciadas en la cocina.

Las alcaparras nonpareil o surfine, que vienen de las plantas sin espinas, son las más valoradas.

¿Cómo consumirlas?

Las alcaparras, saladas o encurtidas, se utilizan principalmente como condimento o guarnición. Tienen un sabor punzante que recuerda a la pimienta.

El pescado es uno de los alimentos con los que más se emplean las alcaparras. Este es el caso del salmón fresco y ahumado, las anchoas, así como un buen número de platos que utilizan pescado en su elaboración.

¿Cómo conservarlas?

Las alcaparras se lavan y se secan al sol, después se ponen en tarros con vinagre, salmuera, aceite de oliva o sal.

CONCLUSIONES DE LOS ESTUDIOS

En un estudio realizado en Italia se concluye que los polifenoles de esta planta desempeñan un papel protector de las articulaciones mayor que algunos medicamentos. Actúan específicamente sobre los condrocitos, células que forman parte del tejido cartilaginoso.

En otro estudio reciente realizado en la Universidad de Messina se demostró que la planta posee propiedades para combatir algunos tipos de alergias en la piel.

Otros estudios científicos indican que las alcaparras son ricas en compuestos que protegen frente a la formación de cataratas.

4.- Apio

El apio es una hortaliza de sabor característico, ligera y beneficiosa para la salud, con grandes propiedades nutricionales y medicinales.

SU UTILIDAD NUTRICIONAL

Es muy poco calórico. Además, es fuente de betacarotenos, de ácido fólico y, en menor medida, de vitamina C:

100 gramos de apio de rama te aportan:

- 15 kilocalorías
- 0,7 gramos de proteínas

- 0,18 gramos de lípidos
- 2,98 gramos de glúcidos
- 1,5 gramos de fibras
- Índice glucémico: 15

SUS BENEFICIOS PARA LA SALUD

Estimulante y purificante: el apio ayuda a la digestión y presenta propiedades muy eficaces. Es un buen diurético que ayuda a la evacuación de toxinas con la orina, razón por la cual puede ser recomendado en caso de reumatismos, gota y cálculos renales. Por esta razón también es interesante para luchar contra el sobrepeso. Contribuye a regular el tránsito intestinal y el apetito gracias a la fibra que contiene.

Protector contra el cáncer: contiene ocho familias distintas de compuestos anticancerosos, como los ftálidos y los poliacetilenos, los cuales eliminan la toxicidad de los agentes carcinógenos, en particular la del humo del cigarrillo.

Contiene luteína, un pigmento carotenoide antioxidante que es beneficioso contra el envejecimiento de los ojos.

Vitaminas: contiene vitaminas B6, C y K.

Antihipertensivo: el apio actúa reduciendo en la sangre las concentraciones de hormonas de la tensión emocional, las cuales constriñen los vasos sanguíneos. Por ello, podría brindar mejores resultados a las personas cuya hipertensión tiene relación con la tensión emocional.

RECOMENDACIONES PRÁCTICAS

¿Cómo elegirlo?

Lo fundamental es que no esté marchito o haya perdido su color. Sus tallos deben estar firmes, crujientes y de su típico color verde claro. Las hojas de la planta también deben presentarse de la misma manera. Cuando tengan manchas, sequedades o ramas muy blancas, no lo tomes.

¿Cómo consumirlo?

Es apreciado en la cocina por sus ramas crujientes y sus hojas, que son muy aromáticas.

Sus ramas son buenas crudas, mojadas en salsa, braseadas o en las sopas de verduras, acompañadas de algunas de sus hojas aromáticas.

¿Cómo conservarlo?

El apio de rama se conserva en el frigorífico entre una y dos semanas. Como todas las hortalizas de raíz, se conserva perfectamente varias semanas envuelto en el compartimento para las verduras del frigorífico.

CONCLUSIONES DE LOS ESTUDIOS

Los compuestos del apio reducen la presión sanguínea en experimentos realizados con animales. La dosis comparable para los seres humanos es de dos a cuatro tallos al día. También tiene un efecto diurético leve.

William Elliott, farmacólogo de la Universidad de Chicago, aisló del apio una droga reductora de la presión arterial. La presión sistólica (la cifra más alta) se redujo en promedio del 12 al 14 % al cabo de dos semanas de administración del extracto. Las dosis equivalían a comer cuatro tallos de apio al día. El agente químico reductor de la presión arterial se denomina 3-n-butil ftalido y es el que da al apio su aroma.

5.- Café

El café es una bebida muy estimulante, aunque algunos noten sus efectos negativos unas horas después de tomarlo: insomnio, dolor de cabeza, irritabilidad, nerviosismo, e incluso palpitaciones cardiacas, angustias, sensación de depresión, escalofríos o hipoglucemia. No cuentes con él para mejorar tu salud, pero disfruta del agradable momento y descubre sus diferentes "crudos".

SU UTILIDAD NUTRICIONAL

En caso de somnolencia un café te estimulará de forma temporal, pero atención al efecto inverso que aparecerá al cabo de un rato.

100 gramos de café expreso te aportan:

- 2 kilocalorías
- 0,12 gramos de proteínas
- 0,18 gramos de lípidos
- 0 gramos de glúcidos
- 0 gramos de fibras
- Índice glucémico: 0

SUS BENEFICIOS PARA LA SALUD

La cafeína: el café es famoso por su cafeína, conocida por sus efectos estimulantes que actúan sobre las paredes de la vejiga con efecto diurético.

Sus aportes inesperados: el café contiene vitaminas, minerales y antioxidantes. En total, más de una docena de compuestos bioactivos, como la cafeína y los alcoholes diterpenos, compuestos fenólicos conocidos por sus efectos antioxidantes. Recordemos que, aunque el café es antioxidante, las frutas y las hortalizas también lo son y no tienen los inconvenientes del café.

Beneficios sorprendentes: consumido con moderación, el café podría ayudar a combatir determinadas enfermedades como diabetes tipo 2, enfermedades del hígado y gota.

Una taza de café, laxante de acción rápida: el café envía de alguna manera un mensaje anticipado al colon a través de las hormonas del estómago o de algún mecanismo neurológico. La acción laxante del café suele ser más eficaz en mujeres que en hombres. No hay respuesta todavía respecto a cuál pueda ser el agente laxante del café. De todos modos, contrariamente a lo que se piensa, no es la cafeína.

RECOMENDACIONES PRÁCTICAS

¿Cómo elegirlo?

Compra café biológico arábica, que contiene menos cafeína que los otros. Sustitúyelo de vez en cuando por un "falso café", mezcla de achicoria y granos torrefactados, de venta en tiendas dietéticas.

¿Cómo consumirlo?

Toma café de vez en cuando, más por placer que por costumbre, para tener buenas sensaciones, compartir un momento agradable con personas que aprecias, o incluso para probar un nuevo tipo de café. Cuanto menos café tomes, más lo saborearás.

Evita la bomba de acidez que supone el café con leche,

ya que su digestión completa requiere veinticuatro horas. Es una mezcla indigesta que empobrece el cuerpo de vitaminas B.

¿Cómo conservarlo?

Una vez abierto se guarda molido en un bote hermético. Consúmelo rápidamente para no perder sus aromas.

CONCLUSIONES DE LOS ESTUDIOS

La cafeína consumida después de una comida rica en grasas saturadas crea resistencia a la insulina.

Un estudio realizado por una universidad americana ha descubierto que la cafeína crea verdadera dependencia. Puede fatigar el sistema hormonal y aumentar la tensión, especialmente la ocular (atención al glaucoma).

Su efecto diurético puede provocar a la larga sequedad de la piel. El café provoca la evacuación de determinados minerales (hierro, magnesio, zinc, potasio) y de la vitamina B1.

El café descafeinado no es recomendable porque inunda el organismo de disolventes clorados que son muy nocivos para el hígado.

Sin embargo, un estudio sueco ha descubierto que un café al día disminuye el riesgo de sufrir un accidente vascular cerebral. Tomar un poco de café aumenta la sensación de bienestar y reduce la ansiedad, pero si el consumo es excesivo los efectos son los contrarios.

La conclusión común de todos estos estudios es que hay que consumir un poco, lo justo para saborearlo con placer.

6.- Cebolla

He aquí un verdadero "alimento medicinal". Sus propiedades antioxidantes y alcalinizantes ayudan a combatir el envejecimiento.

Hay un refrán que dice: "Ajo, cebolla y limón, y déjate de inyección". Además de sus remarcables cualidades de hortaliza aromática, se le atribuyen también propiedades tónicas, diuréticas, hipoglucémicas, antibacterianas y analgésicas. Contiene numerosos compuestos que los estudios han comprobado que ayudan a prevenir el cáncer.

SU UTILIDAD NUTRICIONAL

Es rica en agua, pero también en vitaminas y minerales, como el selenio y el cobalto, relativamente raros. No está demasiado provista de fibras (1,7 gramos cada 100 gramos), pero su mezcla es buena para el tránsito intestinal. La cebolla fresca representa un buen aporte de vitamina C.

100 gramos de cebollas te aportan:

- 40 kilocalorías
- 1,1 gramos de proteínas
- 0,1 gramos de lípidos
- 9,3 gramos de glúcidos
- 1,7 gramos de fibras
- Índice glucémico: 15

SUS BENEFICIOS PARA LA SALUD

Dinamizante: la cebolla contiene vitaminas A, B1, B2, B3, B5, B6, B9, C y E, y sales minerales, por orden decreciente: potasio, azufre, calcio, cloro, magnesio, sodio, fósforo, hierro, zinc, boro, manganeso, cobre, flúor, yodo, níquel, cobalto, cromo y selenio.

Antiséptica: la cebolla fresca impide la multiplicación de las bacterias, aunque no las elimina. Por ello es tan apreciado su uso externo, como antiséptico natural. Se aconseja utilizar en forma de cataplasmas en caso de heridas, quemaduras, abscesos, forúnculos o picaduras de insectos.

Amiga del corazón y de los vasos sanguíneos: aunque es menos eficaz que el ajo en este aspecto, la cebolla es un buen protector cardiovascular. Su consumo regular disminuye la acumulación de plaquetas en sangre, reduciendo el riesgo de trombosis, y reduce la tasa de triglicéridos en la sangre. Contiene también compuestos hipoglucémicos.

Anticancerígena: contiene antioxidantes (antocianinas, flavonoides), compuestos de azufre (que hacen llorar cuando se pelan) y selenio, además de otras sustancias que previenen ciertos cánceres o que tienen la capacidad de inhibir el crecimiento de células cancerígenas, tal como se ha demostrado *in vitro*.

Las variedades rosas, rojas y violetas contienen más antioxidantes que las amarillas, y estas, a su vez, más que las blancas.

Contra la migraña: las cataplasmas de cebolla cruda sobre la frente alivian las migrañas.

RECOMENDACIONES PRÁCTICAS

¿Cómo elegirla?

Debe estar dura, con la piel seca y no mostrar ninguna señal de germinación.

¿Cómo consumirla?

Cruda en ensaladas o cocida sola o con otras verduras, la cebolla es un alimento muy presente en las comidas cotidianas. Aprovecha las cebollas frescas en primavera, más dulces, con sus bonitos tallos verdes y tiernos. También se pueden consumir sus granos germinados.

Preferentemente cruda para aprovechar todas sus propiedades, ya que la cocción disminuye la actividad antioxidante de la cebolla (a no ser que sea para comer en sopa, que retiene su agua).

¿Cómo conservarla?

Se conserva varios meses lejos de la luz y la humedad.

CONCLUSIONES DE LOS ESTUDIOS

Varios estudios epidemiológicos confirman que el consumo de cebollas disminuye el riesgo de desarrollar determinados cánceres. La cantidad necesaria varía según el tipo de cáncer. Así pues, las personas que consumen entre una y siete porciones por semana presentan un riesgo menor de padecer cáncer de colon y de laringe, y las mujeres, de ovarios; las que comen más de siete porciones por semana tendrán menos probabilidades de desarrollar cáncer de esófago, boca y faringe.

La cebolla juega también un papel preventivo en el cáncer de cerebro, de estómago y de próstata. De todas formas, algunos estudios no han podido demostrar ningún vínculo entre el consumo de cebollas (o de aliáceas en general) y la disminución del riesgo de cáncer.

Una prueba realizada con cerdos consistente en añadir a su alimentación media cebolla o una cebolla cruda durante seis semanas consiguió reducir significativamente su índice de triglicéridos en sangre.

7.- Chile (Pimentón)

He aquí un ingrediente que se debería utilizar más a menudo por sus múltiples beneficios para la salud.

Primo del pimiento, el chile debe su sabor picante a la capsaicina que contiene. Existen numerosas variedades con diferentes sabores, desde los más dulces (la paprika, por ejemplo) hasta los más fuertes (cayena, chile de espeleta, el chile antillano...), a veces difíciles de digerir si uno tiene el estómago delicado.

SU UTILIDAD NUTRICIONAL

El chile y su capsaicina aumentan la sensación de saciedad, permitiendo disminuir el aporte alimentario y el metabolismo basal (cuando las reservas energéticas están en reposo), lo cual es muy útil cuando se quiere perder peso. Algunas variedades de chiles picantes aportan alfa-tocoferol, una forma de vitamina E.

10 gramos de chiles rojos secos te aportan:

- 32 kilocalorías
- 1,06 gramos de proteínas
- 0,59 gramos de lípidos
- 7 gramos de glúcidos
- 2,87 gramos de fibras
- Índice glucémico: 15

SUS BENEFICIOS PARA LA SALUD

Vitaminado: los chiles contienen más vitamina C que los cítricos, sobre todo el chile de cayena. De todas formas, se suelen consumir en cantidades muy moderadas. Son ricos en vitaminas B1, B2, B6 y K.

Importante capacidad antioxidante: los chiles fuertes incorporan varios tipos de antioxidantes, y el contenido aumenta a lo largo de su maduración. La luteolina es el antioxidante principal del chile, seguido de la capsaicina y de la quercetina. Estos compuestos previenen algunos cánceres y algunas enfermedades cardiovasculares. De todas formas, como la cantidad que se suele comer es reducida, el efecto antiácido y antioxidante es mínimo.

Antídoto contra el dolor: aplicados localmente en forma de loción, ungüento, crema..., para artritis reumatoide, artrosis, afecciones de los nervios (neuropatías), etcétera. Al principio la sensación es de quemazón, debido a la capsaicina, pero después se produce un efecto analgésico.

Información general: el chile descongestiona, favorece la expectoración, produce calor y es calmante. Hace salivar y activa la digestión, pero se desaconseja en caso de hemorroides. Se dice que los chiles permiten soportar mejor el calor intenso de los trópicos. Además, su actividad antimicrobiana permite conservar los alimentos a pesar de no tener frigorífico.

RECOMENDACIONES PRÁCTICAS

¿Cómo elegirlo?

Compra siempre chiles frescos en los mercados o en las tiendas de alimentos asiáticos. Se suelen vender en bolsitas que contienen varios chiles.

¿Cómo consumirlo?

Realza el sabor de tus platos añadiendo una pizca de chile fresco, seco, triturado o en polvo. Combina sorprendentemente bien con el chocolate.

Para atenuar el picante: la capsaicina no es soluble en agua, pero sí en las materias grasas. Para calmar el picor del chile, es inútil beber mucha agua, lo más recomendable es comer productos grasos como el queso.

¡Atención!: cuando cocines chiles frescos, no te toques los ojos sin antes lavarte las manos.

¿Cómo conservarlo?

El chile fresco se conserva unos diez días en el refrigerador en una bolsa de plástico. Los que no se vayan a utilizar en ese periodo de tiempo se pueden congelar.

CONCLUSIONES DE LOS ESTUDIOS

Cada vez hay más estudios sobre los efectos preventivos del cáncer que posee el chile. Sus diferentes antioxidantes han demostrado estas propiedades preventivas *in vitro* en los animales.

Según diferentes estudios realizados con ratas, gatos y humanos, la capsaicina tendría un efecto protector de la mucosa del estómago contra las úlceras. En cambio, un estudio realizado en humanos, en el sur de la India, publicado en el año 2000, concluye que el consumo elevado de chiles picantes es un factor de riesgo del cáncer de estómago. Otros trabajos certifican que el consumo regular de chiles picantes puede provocar un reflujo gastroesofágico.

8.- Chocolate

Lo que es interesante del chocolate es el cacao, no la leche o los azúcares añadidos.

Es conveniente elegir un chocolate que contenga entre un 60 y un 70 % de cacao para beneficiarse de sus propiedades y reducir el índice glucémico, porque cuanto más cacao contiene, menos azúcar lleva.

100 gramos de chocolate amargo (con un 70 % de cacao) te aportan:

- 500 kilocalorías
- 12,8 gramos de proteínas
- 52 gramos de lípidos
- 30 gramos de glúcidos
- 16,5 gramos de fibras
- Índice glucémico: 25

SU UTILIDAD NUTRICIONAL

El chocolate forma parte de la composición de muchos postres y en Europa es un alimento muy apreciado a cualquier edad y en cualquier forma desde el siglo XVI.

Para aprovechar mejor sus beneficios, es preferible el chocolate negro con un 70 % de cacao. 30 gramos de chocolate negro cubren el 10 % de las necesidades diarias de hierro. La capacidad antioxidante del cacao es cuatro o cinco veces mayor que la del té negro, dos o tres veces mayor que la del té verde y el doble que la del vino.

SUS BENEFICIOS PARA LA SALUD

Una delicia agradable... y rica: contiene magnesio y sustancias euforizantes que combaten la depresión.

Además, aporta teobromina, un alcaloide que estimula el sistema nervioso central; feniletilamina, que ayuda a reducir la depresión y serotonina, un neurotransmisor que ayuda a luchar contra el estrés. Pero no hay que comer demasiado porque, al ser un alimento muy calórico, exige mucho trabajo a la vesícula biliar.

Antioxidante: los flavonoides (como la catequina y la epicatequina), antioxidantes del cacao, ayudan a una mejor circulación sanguínea, con un efecto antiplaquetario similar al de la Aspirina®.

Vitaminas y minerales: el cacao es una excelente fuente de zinc, cobre y selenio. Contiene también fósforo, hierro, manganeso, potasio y vitaminas B2 y B3.

RECOMENDACIONES PRÁCTICAS

¿Cómo elegirlo?

Lo mejor es optar por el chocolate negro con un 70 % de cacao, como mínimo.

Existe también el chocolate "crudo", es decir, fabricado a partir de habas de cacao fermentadas y secas, preparadas a baja temperatura para preservar todas sus cualidades nutritivas y proteger más los antioxidantes que contienen.

¿Cómo consumirlo?

Tal cual o en preparaciones culinarias; el chocolate negro se adapta fácilmente a cualquier deseo.

¿Cómo conservarlo?

Es mejor mantenerlo en un lugar fresco, lejos de la luz y de la humedad. ¡Atención! Si se guarda en la nevera se puede alterar su sabor: tiene menos gusto si está demasiado frío.

CONCLUSIONES DE LOS ESTUDIOS

Los ácidos grasos saturados del chocolate son del ácido esteárico, que no es nocivo, porque reduce el volumen de las plaquetas y, por tanto, favorece la disminución de la presión sanguínea. Los pacientes hipertensos deberían tomar chocolate para bajar la tensión.

Los flavonoides del chocolate negro mejoran la sensibilidad a la insulina, lo cual es conveniente para los diabéticos. El potencial antioxidante de los flavonoides del cacao impide la oxidación del colesterol malo LDL.

Los estudios todavía no han demostrado si el consumo regular de chocolate podría generar algún daño a largo plazo, por ejemplo, la retención excesiva de plomo que el cacao favorece.

La presencia de adrenalina en el chocolate, junto a otros neurotransmisores como la serotonina, o la teobromina (un primo de la cafeína), explican el dolor de cabeza que muchas veces ocasiona el chocolate. Sin embargo, los que ya sufren migrañas no verán aumentado el dolor por el consumo de chocolate.

9.- Col

Esta verdura bate todos los récords de interés por sus propiedades medicinales.

¡La col sirve para todo! La información que se ofrece en este apartado hace referencia a la col verde, pero es también válida para las otras variedades de col: col blanca, col roja, col rizada, coles de Bruselas, coliflor...

SU UTILIDAD NUTRICIONAL

La col verde proporciona el triple de calcio metaboliza-
do que la leche de vaca. 80 gramos de esta verdura
aportan la dosis diaria media de los adultos. De la misma
manera que ocurre con las otras verduras de la familia de
las crucíferas, el consumo regular de col verde (entre dos
y tres veces por semana) reduce el riesgo de desarrollar
un cáncer.

100 gramos de col verde te aportan:

- 25 kilocalorías
- 1,28 gramos de proteínas
- 0,1 gramos de lípidos
- 5,8 gramos de glúcidos
- 1,8 gramos de fibras
- Índice glucémico: 15

SUS BENEFICIOS PARA LA SALUD

Polivalente: depurativa, diurética, cicatrizante de las
mucosas digestivas, expectorante, hipoglucémica. Combate la anemia, la depresión, la retención de líquidos, la
diarrea y la migraña, tanto si se consumen las hojas ex-
ternas como el corazón.

Gracias al beta-caroteno que contiene, transformado en
vitamina A por el organismo, estimula el sistema inmunitario y la visión nocturna.

Gracias a sus fibras se alivia el estreñimiento. Sus glucosinolatos (indoles y sinigrina) y sus sulfurafanos (un
compuesto azufrado) contribuyen a la prevención del
cáncer.

Vitaminas y minerales: es rica en vitamina K y aporta calcio, hierro, manganeso, potasio, fósforo, sodio, magnesio, zinc, cobre y vitaminas B1, B2, B3, B5, B6, B9 y C.

Buena para los intestinos: el zumo de col cruda (sobre todo de col rizada) hecho en casa tiene efecto cicatrizante sobre los intestinos y las úlceras de estómago.

Rica en folatos: el folato o vitamina B9 es especialmente conocido porque desempeña un papel primordial en la constitución de la médula espinal del feto, pero también ayuda al equilibrio nervioso y a mantener una tasa normal de homocisteína en el organismo, reduciendo el riesgo de enfermedades cardiovasculares.

Antiinflamatoria: sus hojas, aplicadas sobre la piel, hacen desaparecer todo tipo de inflamaciones gracias a su contenido en azufre.

CONCLUSIONES DE LOS ESTUDIOS

Un estudio realizado sobre las funciones intelectuales, sobre todo de la memoria, en mujeres mayores, ha demostrado que el consumo frecuente de col está asociado a un menor declive cognitivo. De momento, esta conclusión no está del todo consolidada.

Una revista de literatura científica demuestra que existe una relación entre el consumo regular de col y la disminución del riesgo de contraer cáncer, sobre todo de pulmón y de páncreas. En línea con esta conclusión, un estudio *in vitro* sobre la sinigrina contenida en la col (transformada en el organismo en isotiocianato de alilo) demuestra la capacidad de este compuesto para limitar el crecimiento de células cancerígenas.

RECOMENDACIONES PRÁCTICAS

¿Cómo elegirla?

Debe ser pesada y compacta.

¿Cómo consumirla?

Si se come cruda es más nutritiva. Es deliciosa con pasas o granos de comino, regada con un buen aceite y un poco de zumo de limón.

¿Cómo conservarla?

Se conserva en la nevera unos diez días.

10.- Cúrcuma

La cúrcuma, un gran antiinflamatorio, es una especia reconocida en toda Asia por sus numerosas virtudes.

Sus excelentes propiedades antiinflamatorias podrían explicar la menor frecuencia de determinados cánceres en la India en comparación con los países occidentales. La cúrcuma también es apreciada por sus importantes propiedades antioxidantes, por su capacidad para reducir los niveles de colesterol en sangre y para evitar la formación de coágulos de sangre (trombos) en venas y arterias.

SU UTILIDAD NUTRICIONAL

- Una ración de 2 gramos de cúrcuma cubre el 13 % de la ración diaria recomendada de vitamina B6 y el 10 % de hierro.

- Su índice glucémico es casi cero y, por lo tanto, apenas hace aumentar el nivel de glucosa en sangre.
- Su efecto intensamente alcalinizante permite corregir la acidez de determinadas recetas culinarias.
- Su poder antioxidante la coloca justo detrás de las mejores especias antioxidantes, que son el clavo, la canela y el orégano seco.

2 gramos de cúrcuma (una cucharada de café de 2 a 3 gramos) te aportan:

- 8 kilocalorías
- 0,18 gramos de proteínas
- 0,2 gramos de lípidos
- 1,3 gramos de glúcidos
- 0,45 gramos de fibras
- Índice glucémico: 1

SUS BENEFICIOS PARA LA SALUD

Antiinflamatoria y antioxidante (frena el envejecimiento celular): sus compuestos químicos, los curcuminoides, son potentes antioxidantes, sobre todo la curcumina, que no tiene los efectos secundarios, en ocasiones graves, asociados a determinados medicamentos antiinflamatorios. Los efectos antioxidantes y antiinflamatorios de la curcumina son ventajas importantes para la prevención del cáncer, del colon irritable y de la enfermedad de Alzheimer.

Hipocolesterolemiante y antitrombótica: los curcuminoides impiden la oxidación de las materias grasas en la sangre y contribuyen a rebajar el nivel del colesterol malo en la sangre. Limitan también el riesgo de formación de coágulos en la sangre (trombosis). La cúrcuma es, pues, una ayuda muy valiosa para el conjunto del sistema cardiovascular.

Alcalinizante: la cúrcuma ayuda a disminuir la acidez del organismo. Estimula la digestión, aumenta la secreción biliar y es una ayuda cuando se sufre de úlcera.

Vitaminas: sobre todo, vitaminas del grupo B, pero también vitamina C y vitamina K.

Minerales: aporta, por orden descendente: potasio, fósforo, magnesio, calcio, hierro, sodio, manganeso, zinc, cobre y selenio.

RECOMENDACIONES PRÁCTICAS

¿Cómo elegirla?

Se compra en polvo, mezclada con otras especias o bien sola. El polvo es la raíz que se ha hervido, secado y molido. La raíz entera se utiliza como la del jengibre, pero es más difícil de encontrar.

¿Cómo consumirla?

Siempre que puedas añade cúrcuma en polvo y un poco de pimienta a arroces, verduras, salsas, pasteles, batidos, ensaladas... El principio activo de la cúrcuma, mezclado con la pimienta negra, se convierte en un principio mucho más biodisponible y asimilable que cuando se toma sola. Al ser soluble en grasas o aceites se puede mezclar con aceites de calidad para aumentar su biodisponibilidad o grado de absorción por parte del organismo.

¿Cómo conservarla?

El polvo se conserva en un bote hermético en un lugar seco y protegido de la luz.

CONCLUSIONES DE LOS ESTUDIOS

Un estudio japonés realizado en ratas predispuestas al infarto demostró una mejora de su salud cardiovascular gracias a la administración de cúrcuma. Los investigadores concluyeron que, si estos mismos resultados se reproducen en el hombre, el recurso de la cúrcuma podría ser un medio simple y natural para reducir el riesgo de infarto y mejorar el funcionamiento del sistema cardiovascular.

Otros estudios realizados en animales demuestran que tomar 8 gramos diarios de curcumina protege la mucosa digestiva eliminando la bacteria *Helicobacter pylori*, responsable de los dolores de estómago, incluso de las úlceras.

Para Sally A. Frautschy, investigadora americana especializada en la enfermedad de Alzheimer, lo mejor para una buena asimilación de la curcumina, cuando se quiere consumir como remedio medicinal, es calentar 30 mililitros de aceite a 220 °C y disolver 500 miligramos de cúrcuma durante dos minutos.

11.- Dátiles

El dátil seco es ideal para combatir la fatiga. Su riqueza en azúcares le confiere un alto valor energético que "dopa" al organismo y lo nutre rápida y eficazmente.

Tiene un gran poder antioxidante y contiene fibras insolubles y solubles. Es el único fruto no ácido junto con el plátano y, por tanto, puede consumirse en cualquier momento, incluso durante las comidas.

Es un fruto muy rico en azúcares rápidos (glucosa, fructosa y sacarosa, especialmente), es decir, "buenos carburantes" para los músculos. El dátil es perfecto para las actividades deportivas intensas. Su contenido en glúcidos asciende al 65 %, cuatro veces más que el que contiene la mayoría de las frutas frescas. El revés de la moneda: ¡el dátil es muy calórico!

SU UTILIDAD NUTRICIONAL

Es un sustituto sano y delicioso del azúcar refinado. Su contenido en magnesio es muy considerable.

25 gramos de dátiles secos (unos dos dátiles grandes) te aportan:

- 70 kilocalorías
- 0,6 gramos de proteínas
- 0,1 gramos de lípidos
- 18,8 gramos de glúcidos
- 2 gramos de fibras
- Índice glucémico: 70

100 gramos de dátiles frescos te aportan:

- 118 kilocalorías
- 1,3 gramos de proteínas
- 0,5 gramos de lípidos
- 27 gramos de glúcidos
- 2,6 gramos de fibras

SUS BENEFICIOS PARA LA SALUD

Potente acción antioxidante: los dátiles frescos contienen una importante cantidad de antioxidantes, carotenoides y compuestos fenólicos. Los pierden cuando se deshidratan: mejor comerlos frescos que secos.

Fibras buenas: este fruto es una buena fuente de fibras y una gran ayuda para la digestión. Los dátiles están compuestos en más 50 % de fibras insolubles (para un excelente tránsito intestinal) y casi la misma cantidad de fibras solubles (que permiten regular mejor el nivel de colesterol y la glucemia).

Vitaminas y minerales: rico en vitaminas B2, B3, B5, B6 y D, pero su contenido en vitamina C es bastante escaso. En cambio, encontramos sales minerales como potasio, calcio, magnesio, selenio, cobre y cromo.

Protección frente al cáncer: los dátiles están relacionados con una menor incidencia de ciertos tipos de cáncer, en particular el de páncreas.

Información general: el dátil es un tónico muscular y nervioso, excelente para el crecimiento, la convalecencia, la obesidad, la astenia física y mental, las necesidades deportivas o la anemia.

RECOMENDACIONES PRÁCTICAS

¿Cómo elegirlo?

Se compran secos, o más raramente, frescos en racimos. Si son secos, procura que los frutos no tengan un aspecto demasiado reseco y sean bien carnosos.

¿Cómo consumirlo?

Se pueden mezclar en el desayuno con yogur de leche

vegetal, nueces o copos de buenos cereales. También se pueden comprar en las tiendas dietéticas en paté para untar.

¿Cómo conservarlo?

Los dátiles secos deben guardarse en un bote de plástico hermético y en el frigorífico: así se conservan varios meses.

CONCLUSIONES DE LOS ESTUDIOS

Los frutos secos, el plátano y el dátil son frutos dulces, mientras que los demás son calificados de "frutos ácidos". Sin embargo, por un milagro de la química del cuerpo humano, todos estos frutos, una vez ingeridos, tienen una acción alcalinizante en el organismo.

Este resultado es debido a la intervención de las sales de potasio, magnesio y sodio, que se transforman en carbonatos alcalinos. Este fenómeno es más eficaz cuando las frutas se consumen entre las comidas, una hora antes o tres horas después, a fin de evitar los procesos de fermentación de los azúcares que acidifican el organismo.

12.- Fresas

Nutritiva y ligera al mismo tiempo, la fresa es una de las mejores frutas para la salud.

Su contenido de agua es considerable (92 %), lo que la convierte en una fruta con un poder saciante elevado. Su valor calórico es muy reducido. Es, pues, una fruta ideal para las personas diabéticas y las que tienen exceso de peso, pero también para todas las demás.

SU UTILIDAD NUTRICIONAL

Una ración de 150 gramos de fresas al día cubre la totalidad de la ración diaria recomendada de vitamina C. Es una fruta con un poder saciante elevado.

100 gramos de fresas (alrededor de 8 piezas) te aportan:

- 32 kilocalorías
- 0,7 gramos de proteínas
- 0,35 gramos de lípidos
- 7,5 gramos de glúcidos
- 2,25 gramos de fibras
- Índice glucémico: 25

SUS BENEFICIOS PARA LA SALUD

Vitaminas y minerales: la fresa es una de las frutas con más vitamina C, además de ser rica también en vitamina A y vitaminas B8 y B9. Es asimismo una fuente excelente de potasio y magnesio. Contiene además calcio, manganeso (indispensable para el funcionamiento de las enzimas implicadas en la síntesis de las hormonas tiroideas y de la insulina), hierro, cobre, zinc, bromo y azufre (estimula la función desintoxicante del hígado).

Antioxidante y antiinflamatoria: los flavonoides, que confieren a la fresa su bonito color rojo, se encuentran entre los compuestos que más contribuyen a su capacidad antioxidante. Entre los flavonoides, las antocianinas tienen un efecto protector contra el cáncer de colon. Este poder antioxidante se conserva en la confitura de fresas.

La fresa contiene también ácido elágico, aunque en menor cantidad que las frambuesas, y ácido salicílico, que contribuyen a atenuar los procesos de inflamación crónica, que pueden ser originales o estar asociados a determinados cánceres.

Azúcares buenos: contienen pocos azúcares, en total entre el 6 y el 9 %, mientras que otras frutas aportan muchos más. La fresa es rica en fructosa y levulosa, los azúcares que convienen a los diabéticos: el índice glucémico de la levulosa es solamente 20.

Información general: por su acción a la vez diurética y antiinflamatoria, la fresa es eficaz contra los reumatismos y la gota. Es hipotensiva, depurativa y tonificante, sobre todo, para los intestinos perezosos. El zumo de fresas combate la artritis.

Es bactericida, ligeramente laxante y previene eficazmente la formación de cálculos renales. Por último, contribuye a regular los sistemas nervioso, hepático y endocrino.

RECOMENDACIONES PRÁCTICAS

Los estudios demuestran que el consumo regular de una buena cantidad de fresas frescas permite reducir los riesgos de cáncer (especialmente el de colon) y mejorar las defensas del cuerpo contra enfermedades crónicas. Los flavonoides que contienen han demostrado *in vitro* su capacidad para detener el desarrollo de células tumorales del cuello y del útero.

Un estudio americano del Instituto Salk (California) concluye que los flavonoides de la fresa ejercen una acción neuroprotectora que podría aprovecharse para ralentizar el declive cognitivo asociado al Alzheimer.

Otro estudio ha demostrado que el consumo de fresas disminuye el riesgo de mortalidad debida a enfermedades cardiovasculares.

CONCLUSIONES DE LOS ESTUDIOS

¿Cómo elegirlas?

Hoy en día se pueden cultivar en casa; una buena ocasión para consumir fruta bien fresca. La fresa comprada debe ser muy fresca y con el tallo bien verde.

¿Cómo consumirlas?

Tal cual es deliciosa y con la máxima utilidad nutricional. También se puede preparar en batido mezclada con leche vegetal con un poco de vainilla y un buen azúcar si hace falta.

Las curas a base de fresas son muy eficaces porque deshacen las grasas y las toxinas acumuladas durante el invierno.

¿Cómo conservarlas?

Es una fruta muy perecedera que se ha de consumir lo antes posible. Se pueden guardar unos tres o cuatro días en el frigorífico si son muy frescas. Difícilmente se conservan a temperatura ambiente.

13.- Nueces

La nuez, fruto del nogal, ofrece un concentrado de ingredientes excelentes que son indispensables para las personas estresadas.

La nuez es rica en lípidos (una media del 60 %) y, por tanto, muy energética, pero son sobre todo sus ácidos grasos insaturados (ácidos grasos buenos) los que le proporcionan su valor nutritivo. Además, contiene ácido alfa-linoleico (omega-3), uno de los tres ácidos grasos esenciales, vitales para el organismo y que este no puede fabricar por sí mismo. También ocupa un lugar primordial por su riqueza en antioxidantes: vitaminas, polifenoles como el ácido elágico, manganeso, zinc...

SU UTILIDAD NUTRICIONAL

Las nueces tienen un poder saciante elevado y, contrariamente a lo que se cree, ¡no engordan!

Contienen la proporción ideal de ácidos grasos omega-3 y omega-6: quince nueces al día aportan la ración necesaria de omega-3. Seis nueces aportan el 50 % de la ración diaria recomendada de vitamina E.

100 gramos de nueces secas te aportan:

- 650 kilocalorías
- 15 gramos de proteínas
- 64,5 gramos de lípidos
- 13,5 gramos de glúcidos
- 6 gramos de fibras
- Índice glucémico: 15

SUS BENEFICIOS PARA LA SALUD

Lo más sano:

Omega-3 y grasas buenas: los ácidos grasos omega-3 contribuyen a la protección del conjunto del sistema cardiovascular; fluidifican la sangre, mejoran la sensibilidad a la insulina, protegen el cerebro, son antiinflamatorios, previenen el cáncer, la depresión... Sus omega-3 son la clave para el equilibrio emocional.

La nuez es también rica en ácido linoleico (omega-6) que desempeña un papel fundamental en el funcionamiento de los sistemas nervioso, circulatorio e inmunitario.

Proteínas: la nuez ofrece una buena dosis de proteínas ricas en determinados aminoácidos importantes, como el ácido glutámico, indispensable para el funcionamiento de las neuronas (neurotransmisor excitador del cerebro y precursor de otro inhibidor), la arginina (que trata los problemas de erección), el ácido aspártico y la leucina.

Vitaminas: con su vitamina E, la nuez previene la formación de coágulos en los vasos sanguíneos. Las vitaminas B que aporta, en especial la B1, son útiles para la salud del sistema nervioso y previenen el síndrome premenstrual. Encontramos también vitaminas A, C y B3.

Oligoelementos y minerales: la nuez es fuente de manganeso (antioxidante, antialérgico y antiinfeccioso). Es uno de los frutos más ricos en cobre (bueno para el corazón, refuerza el sistema inmunitario y combate las infecciones virales y microbianas) y en zinc. Es una fuente de magnesio, potasio, fósforo, azufre, hierro y calcio.

Reduce el nivel de colesterol en sangre: por tanto, son interesantes en el marco de la prevención de enfermedades cardiovasculares.

Información general: la nuez ayuda a drenar la linfa y a suavizar las pieles secas (ácido alfa-linolénico, vitamina E y zinc). Laxante y antidiarreica, la nuez regula el tránsito intestinal con sus fibras.

RECOMENDACIONES PRÁCTICAS

¿Cómo elegirlas?

Son mejores las nueces de agricultura biológica. Evita las nueces que se venden sin cáscara.

¿Cómo consumirlas?

Hay que aprovechar la temporada de las nueces en otoño: su sabor es particularmente suave.

Es una delicia comerlas al pie del nogal en el momento de la recolecta. Las nueces se van secando día tras días y sus sabores cambian. Con la lluvia, se pueden rehidratar. No las cocines porque con el calor los omega-3 se destruyen.

¿Cómo conservarlas?

Se conservan en su cáscara durante todo el invierno. Sin cáscara, es conveniente conservarlas en un bote hermético en un lugar fresco y consumirlas rápidamente.

CONCLUSIONES DE LOS ESTUDIOS

Se ha constatado que, entre los grandes consumidores de nueces, hay un índice de mortalidad por infarto menos elevado.

Además de sus omega-3, las nueces contienen ácido elágico, un polifenol antioxidante que se encuentra también en las fresas y en las frambuesas: neutraliza los radicales libres responsables de la aparición de los procesos cancerígenos.

El impacto del consumo de nueces sobre los lípidos sanguíneos ha sido objeto de numerosos estudios: hace bajar el colesterol. Esta acción beneficiosa es obra de los ácidos fenólicos (antioxidantes) y del ácido alfa-linolénico (omega-3) contenidos en las nueces.

La medicina china utiliza desde hace mucho tiempo las nueces para remediar la impotencia y mejorar la calidad del esperma.

Numerosos estudios demuestran el efecto positivo de los frutos oleaginosos, entre ellos las nueces, en la prevención del sobrepeso y la diabetes. Su poder saciante, su bajo índice glucémico y su concentración de micronutrientes protectores (fitoesteroles, melatonina, polifenoles, etcétera) podrían explicar este efecto positivo.

14.- Perejil

Sería triste considerar que el perejil no es más que un condimento decorativo.

El perejil figura en el pelotón de cabeza de las hortalizas y frutas con más contenido de vitamina C. Es una de las hierbas aromáticas con más concentración en nutrientes protectores. Es un estimulante general y nervioso con funciones purificantes remarcables. Existen tres variedades principales: el perejil de hoja lisa, el perejil de hoja rizada y el perejil cuya parte aprovechable es la raíz.

SU UTILIDAD NUTRICIONAL

El aporte calórico del perejil no es significativo pero, en cambio, 10 gramos de perejil crudo, que vienen a ser unas dos o tres cucharadas soperas, aportan entre el 15 y el 20 % de la dosis diaria recomendada de vitamina C. La misma cantidad puede aportar hasta el 35 % de la ración recomendada de beta-caroteno (o provitamina A). ¡Esta cantidad contiene menos de 5 kilocalorías!

100 gramos de perejil te aportan:

- 36 kilocalorías
- 2,97 gramos de proteínas

- 0,78 gramos de lípidos
- 6,3 gramos de glúcidos
- 3,3 gramos de fibras
- Índice glucémico: 5

SUS BENEFICIOS PARA LA SALUD

Vitaminas y minerales: el perejil tiene una concentración de vitamina C cuatro veces mayor que la naranja y la col, y dos veces mayor que el berro. De todas formas, como se consume en pequeñas cantidades, el aporte real es inferior al de una naranja o al de una porción de col. El perejil es también rico en beta-caroteno (o provitamina A, transformada en vitamina A en el organismo). Contiene vitaminas K, E y B, hierro en buena cantidad, potasio, calcio, fósforo y magnesio.

Purifica el organismo: es desintoxicante, depurativo (limpia la sangre) y diurético. Es bueno para problemas del hígado, insuficiencia biliar, celulitis, reumatismo y gota. En resumen, es ideal en las sociedades modernas donde "se come demasiado".

Regulariza las reglas, incluso si se han interrumpido hace tiempo, y alivia los dolores menstruales. Para estos problemas, el zumo fresco es el único modo de administración eficaz: se deben tomar 100 gramos al día de zumo de perejil durante la semana anterior a la fecha prevista del principio de la regla.

Favorece la digestión y mejora la tolerancia a platos algo pesados, como la col, las legumbres, etcétera.

Información general: es rico en compuestos antioxidantes (flavonoides como la apigenina y carotenoides como el beta-caroteno y la luteína), que protegen al organismo contra las enfermedades propias del envejecimiento, como las enfermedades cardiovasculares y algunos cánceres. Gracias a su potasio, contribuye a reducir la hipertensión arterial. Sus hojas frotadas sobre la piel calman las irritaciones y los picores de picaduras de insectos. Facilita la digestión. Da buen aliento, al neutralizar los componentes azufrados que aparecen en determinados alimentos: el ajo, por ejemplo.

RECOMENDACIONES PRÁCTICAS

¿Cómo elegirlo?

Sus hojas deben ser muy verdes, sus tallos firmes y sólidos. No debe estar amarillento ni blando.

No se debe coger nunca en la naturaleza: el perejil silvestre no existe y puede tratarse de la cicuta, una planta mortal.

¿Cómo consumirlo?

Se utiliza tradicionalmente el perejil liso y rizado como aromatizante. Se puede consumir crudo, picado a última hora, y espolvoreado encima de una ensalada o de cualquier

Para aprovechar plenamente todos sus nutrientes, hay que consumir entre dos y tres cucharadas soperas.

No hay que dudar en añadir este condimento a los guisos durante la cocción, de manera que sus esencias vegetales impregnen los preparados.

Infusión: se puede hacer infusión de perejil añadiendo 50 gramos por cada litro de agua hervida. Es útil para los reumatismos, cálculos y todos los problemas de la menstruación, de los riñones y de la próstata.

¿Cómo conservarlo?

El perejil se conserva en la nevera durante dos o tres días en una bolsa agujereada en la parte de abajo, o a temperatura ambiente en un vaso con agua.

CONCLUSIONES DE LOS ESTUDIOS

La apigenina, principal flavonoide del perejil, ha demostrado en varios estudios *in vitro* que es un poderoso antioxidante y un eficaz antimutágeno. Se ha comprobado en ratas que reduce la aparición del cáncer de piel producido por la exposición a los rayos ultravioletas. Un estudio realizado en ratas diabéticas que consistía en hacerles comer extracto de perejil consiguió reducir su nivel de azúcar en la sangre.

15.- Rúcula

Con su sabor algo fuerte, esta hortaliza ligera y perfumada se ha impuesto en la mayoría de las mesas como acompañamiento de numerosos platos de influencia mediterránea.

Pertenece a la familia de las crucíferas (col, nabo, berro, rábano...), cuyas virtudes contra el cáncer son ahora reconocidas. Lo mismo que el berro y la lechuga, es una hortaliza depurativa, estimulante, tonificante y mineralizadora, recomendada en caso de anemia. Es también hipoglucemiante.

SU UTILIDAD NUTRICIONAL

Como todas las verduras de hoja, la rúcula es muy ligera en calorías: un pequeño bol de rúcula aporta menos de 10 kilocalorías.

100 gramos de rúcula aportan el 25 % de la ración diaria recomendada de calcio y vitamina B9. La tasa de vitamina K de esta porción de rúcula cubre, además, las necesidades diarias de esta vitamina porque representa el 150 % de la ración recomendada.

100 gramos de rúcula te aportan:

- 25 kilocalorías
- 2,6 gramos de proteínas
- 0,7 gramos de lípidos
- 3,6 gramos de glúcidos
- 1,6 gramos de fibras
- Índice glucémico: 15

SUS BENEFICIOS PARA LA SALUD

Una variedad enorme de vitaminas y minerales: mucha vitamina K, beta-caroteno (o provitamina A, precursora de la vitamina A), vitaminas B (B1, B2, B3, B5, B6 y B9), vitaminas C y E, potasio, fósforo, calcio, sodio, magnesio, hierro, zinc, cobre, manganeso y selenio.

Anticancerígena: la rúcula contiene diversos componentes que juegan un papel importante en la prevención del cáncer: flavonoides (principalmente quercetina y kaempferol) y carotenoides (sobre todo luteína y beta-caroteno), en mayor cantidad, que son dos grandes grupos de antioxidantes, igual que los glucosinolatos.

Información general: su poder antioxidante la hace recomendable para evitar enfermedades cardiovasculares. Al estimular la digestión y el hígado, la rúcula es un diurético natural que fomenta los procesos naturales de depuración.

RECOMENDACIONES PRÁCTICAS

¿Cómo elegirla?

Escoge sobre todo las hojas pequeñas con mucho color (verde oscuro) porque serán más perfumadas y no estarán marchitas.

¿Cómo consumirla?

Las hojas y las semillas germinadas combinan estupendamente con las ensaladas verdes o las ensaladas de patatas. Las hojas también se utilizan para la preparación de pestos, o pueden cocerse como una verdura durante unos minutos en un cazo de agua hirviendo. Sus semillas secas pueden sustituir a las de la mostaza.

Semillas germinadas: las semillas germinadas concentran todos los nutrientes de las plantas. Para hacerlas germinar, utiliza un germinador (se encuentra en las tiendas de dietética), un frasco o incluso un plato hondo en el que habrás puesto un papel para alimentación. Después, tendrás que aclarar y escurrir las semillas dos o tres veces al día. En tan solo tres días verás aparecer los primeros grelos.

¿Cómo conservarla?

Si se compra en bolsas preparadas, comprobar la fecha límite para su consumo y guardarla en la nevera, donde se conserva apenas una semana.

CONCLUSIONES DE LOS ESTUDIOS

Pocos trabajos se han realizado sobre la rúcula, en comparación con los que se han hecho sobre otros miembros de la familia de las crucíferas como la col o el brócoli. Los estudios muestran su composición en glucosinolatos, compuestos conocidos por sus propiedades contra el cáncer una vez transformados en isotiocianatos.

Se ha demostrado científicamente la actividad antioxidante de la glucoerucina purificada (uno de los glucosinolatos principales de la rúcula). También se ha demostrado que las semillas de rúcula poseen un fuerte poder antioxidante y que protegen a los riñones de los daños oxidativos causados por los radicales libres.

16.- Soja (verde)

Esta prima asiática de las judías comunes es conocida por sus germinados o "brotes de soja". Omnipresente en las tiendas dietéticas, proporciona proteínas y grasas de buena calidad.

No hay que confundirla con la soja amarilla, de la que se consumen productos transformados: leche de crema de soja, yogures con soja, miso, tofu, tamarindo o aceite.

SU UTILIDAD NUTRICIONAL

100 gramos de granos de soja cocidos aportan el 70 % de la ración diaria recomendada de proteínas, el 100 % de ácidos grasos poliinsaturados, el 60 % de glúcidos, el 65 % de vitamina B3, el 50 % de vitamina B9, más del 30 % de potasio, fósforo, magnesio, hierro, zinc, cobre, selenio y el 20 % del calcio.

100 gramos de germen de soja te aportan:

- 37 kilocalorías

- 2 gramos de proteínas
- 0,1 gramos de glúcidos
- 2 gramos de fibras

SUS BENEFICIOS PARA LA SALUD

Rica en proteínas y fibras, sin grasas saturadas, la soja verde es un alimento completo, mineralizador y muy digestivo. Energizante, revitalizante, fortificante y bueno para combatir la fatiga. Es una ayuda muy apreciada para el metabolismo de los nervios, músculos y huesos.

Riqueza en potasio: es una ventaja porque contribuye a equilibrar la proporción sodio-potasio en el organismo, que suele estar desequilibrada a favor del sodio por el exceso de sal de nuestra alimentación. La soja verde ofrece también un buen equilibrio en cuanto a sus aminoácidos, lo que confiere un gran valor nutricional a sus proteínas.

Vitaminas y minerales: contiene todas las vitaminas excepto la B12 y la D. Rica en vitaminas B3 y B9 (ácido fólico), también en vitaminas B1 y C (en particular, el germen), aporta también muchos minerales: potasio, fósforo, calcio, sodio, magnesio, hierro, zinc, cobre, manganeso y selenio.

RECOMENDACIONES PRÁCTICAS

¿Cómo elegirla?

Debido al entusiasmo de los consumidores por la cocina asiática, la soja verde se ha convertido en un alimento bastante corriente. Se encuentra a granel, en bandejas o en bolsas.

Hay que elegir los brotes bien cerrados y sin oxidar.

También se pueden hacer germinar los granos en casa. En este caso, es mejor elegir granos biológicos que no hayan sido genéticamente modificados. Con la germinación, obtendrás los famosos "brotes de soja", un alimento de un valor nutritivo excepcional.

¿Cómo consumirla?

Se pueden consumir sus germinados crudos añadidos a las ensaladas mixtas o bien se pueden cocinar salteadas en un wok con verduras. Los granos se cocinan como las judías verdes, en sopa, puré o pasta vegetal. La harina de soja verde (granos triturados) se utiliza en la preparación de crepes.

¿Cómo conservarla?

Conservar los granos en un recipiente hermético, en un lugar seco, oscuro y sin humedad. Los brotes se pueden conservar hasta ocho días en el frigorífico.

CONCLUSIONES DE LOS ESTUDIOS

Según algunos estudios, las diferentes variedades de alubias ofrecen compuestos antioxidantes de gran valor como el eugenol y el maltol. Casi siempre es la vaina de estas leguminosas la que contiene los mejores agentes contra la oxidación de los lípidos y los daños causados a nuestras células. Cuando fermentan por el calor, la concentración de compuestos fenólicos aumenta y su poder antioxidante se incrementa porque aparecen nuevos compuestos antioxidantes.

Aunque la soja verde es rica en almidón (50 % de su peso seco), su índice glucémico es bajo. Es, pues, beneficiosa para la prevención y la lucha contra la diabetes.

17.- Té verde

El té verde se forma a partir de los brotes secos del arbusto y el té negro, de las hojas secas, muchas veces fermentadas. Es preferible el té verde no fermentado porque la "teína" (o cafeína) está menos presente que en el té negro. Además, el té verde contiene el doble de antioxidantes.

SU UTILIDAD NUTRICIONAL

Una taza de té verde en infusión durante dos o tres minutos contiene entre 30 y 50 miligramos de cafeína o teína. Cuanto más tiempo se deja en el agua hirviendo, más teína contendrá y más antioxidantes. El té contiene de promedio dos o tres veces menos cafeína que el café.

100 mililitros de té verde te aportan:

- 1 kilocaloria
- 0 gramos de proteinas
- 0 gramos de lípidos
- 0,35 gramos de glúcidos

SUS BENEFICIOS PARA LA SALUD

Rico en antioxidantes muy poderosos, los polifenoles (hasta 200 miligramos por taza), sobre todo catequina. Sus antioxidantes juegan un papel fundamental contra las enfermedades cardiovasculares y en el metabolismo del colesterol, reduciendo la tensión arterial, mejorando la digestión y los nervios.

Virtudes conocidas: el té verde es un tónico general y cerebral. Es vasodilatador, astringente y diurético. Facilita la digestión y previene la fatiga general e intelectual, las diarreas y los problemas hepáticos.

Una ayuda valiosa y polivalente: activa el metabolismo de las grasas, calma el apetito, desoxida, es diurético estimulando la función renal, previene los accidentes vasculares cerebrales, el cáncer de estómago e inhibe el desarrollo de algunos tumores cancerígenos.

Además, el té verde con cúrcuma acentúa el poder antioxidante de esta; el mismo efecto producen algunos granos de pimienta negra molidos.

RECOMENDACIONES PRÁCTICAS

¿Cómo elegirlo?

Cómpralo en pequeñas cantidades. Si no tienes mucho tiempo, compra las bolsitas individuales de té verde de calidad bio. Una vez usadas, las puedes reutilizar para aliviar los párpados.

¿Cómo consumirlo?

Para hacer té, algunos recomiendan verter previamente un vaso de agua hirviendo en la tetera para calentarla, y después añadir el agua. A continuación, habrá que añadir una cucharadita de té por persona y una para la tetera y un poco de agua hirviendo. Se dejará en infusión durante tres minutos aproximadamente y justo antes de servir se añadirá el resto del agua hervida.

Sin teína: si no quieres la cafeína (teína) del té, déjalo con el agua hirviendo durante dos minutos, tira esta infusión y procede a realizar de nuevo la infusión.

¿Cómo conservarlo?

Coloca el té en un bote hermético en un lugar fresco: así se puede conservar hasta dos meses.

CONCLUSIONES DE LOS ESTUDIOS

Muy rico en antioxidantes, tiene un efecto protector frente a cánceres y enfermedades cardiovasculares, según ha quedado claramente demostrado en diversos estudios realizados en todo el mundo. Según la literatura científica, el consumo de 300 mililitros o más de té verde produce rápidamente un aumento significativo de la actividad antioxidante de la sangre. Los estudios hacen pensar que el té tendría propiedades preventivas del cáncer gracias a la catequina del té verde, el galato de epigalocatequina (EGCG).

Los estudios han demostrado que las personas que beben dos tazas o más de té verde al día tienen menos riesgo de sufrir degeneración cognitiva, tienen mejor atención y mejor memoria.

Algunos estudios clínicos realizados en humanos han demostrado que el consumo de té verde favorece la perdida de peso y de materias grasas porque incrementa el metabolismo.

18.- Trigo sarraceno

He aquí un pseudocereal sin gluten con muchas aplicaciones saludables. Esta semilla de una planta de la misma familia que el ruibarbo se utiliza sobre todo en harina, pero es igualmente deliciosa hervida en agua, como el arroz o el trigo.

SU UTILIDAD NUTRICIONAL

100 gramos de trigo sarraceno aportan el 120 % de la dosis diaria recomendada de glúcidos, el 26 % de vita-

mina B2, el 65 % de vitamina B3, el 24 % de vitamina B5, el 46 % de fósforo, el 55 % de magnesio, el 28 % de hierro, el 70 % de cobre y el 11 % de selenio.

100 gramos de trigo sarraceno te aportan:

- 343 kilocalorías
- 13 gramos de proteínas
- 3,5 gramos de lípidos
- 71 gramos de glúcidos
- 3,5 gramos de fibras
- Índice glucémico: 40

SUS BENEFICIOS PARA LA SALUD

Sus numerosas virtudes: el trigo sarraceno es una planta nutritiva, energética y reconstituyente. Su riqueza en nutrientes lo convierte en un alimento polivalente. Es bueno para la diabetes por su índice glucémico moderado y por sus componentes útiles para regular el índice de glucosa. Como antioxidante, ayuda a prevenir el riesgo de determinados cánceres. Por último, es ideal para las personas alérgicas al gluten porque no contiene esta proteína.

Vitaminas y minerales: el grano de trigo sarraceno (la harina un poco menos) es rico en minerales como el manganeso, el magnesio y sobre todo el cobre, un mineral que está constituido por colágeno y elastina (las proteínas de la piel y del cartílago) y por hemoglobina, que interviene en la defensa inmunitaria y la lucha contra los radicales libres. Encontramos también potasio, fósforo, calcio, sodio, hierro, zinc y selenio. Además, contiene las siguientes vitaminas: B1, B2, B3, B5, B6, B9 y E.

Calcio y fibras: el trigo sarraceno aporta más calcio que el trigo. En harina, es más rica en fibras, pero menos en minerales, y ayuda a equilibrar el tránsito intestinal.

RECOMENDACIONES PRÁCTICAS

¿Cómo elegirlo?

Se vende en granos, granos tostados, copos, harina, sémola... También se pueden germinar los granos.

¿Cómo consumirlo?

Los granos de trigo sarraceno se pueden servir como acompañamiento de las verduras, en ensaladas... Con su harina, en Bretaña hacen uno de sus platos tradicionales: la famosa galleta o crepe bretona. Esta harina se puede utilizar para hacer dulces, pastas y panes sin gluten.

Los granos se hierven en agua (en proporción de dos medidas de agua por una de granos) durante unos veinte minutos.

¿Cómo conservarlo?

Los granos se guardan en su bolsa hermética durante seis meses. La harina se ha de consumir antes y conservarla, una vez abierta, en un lugar seco.

CONCLUSIONES DE LOS ESTUDIOS

Un estudio comparativo coloca al trigo sarraceno en primer lugar en cuanto a su capacidad antioxidante, por delante del trigo, la avena, la cebada y el centeno. Este primer lugar tan envidiable se debe a su contenido en compuestos fenólicos (ácidos fenólicos, flavonoides) y a otros compuestos como los fagopiritoles.

Las fibras, el almidón y los fagopiritoles son las sustancias del trigo sarraceno que contribuyen a disminuir el azúcar en la sangre de los diabéticos.

Varios estudios realizados en animales han demostrado su efecto anticancerígeno, su capacidad de limitar los riesgos de los cálculos biliares y su influencia positiva sobre la obesidad y el nivel de colesterol.

19.- Vino tinto

In vino veritas: **"En el vino está la verdad", dice el proverbio en latín. Todas las religiones atribuyen al vino virtudes extraordinarias y varias lo utilizan en sus ritos. En algunas medicinas, el vino es considerado un medicamento.**

El vino tinto es más antioxidante, seguido del rosado y después el blanco. Los estudios *in vitro* demuestran que el vino blanco tiene un potencial antioxidante del 80 %. El vino tinto contiene, además, calcio. La mayoría de los flavonoides y proantocianidinos (antioxidantes) están en el mosto fermentado (la piel triturada), la pulpa, las pepitas y los tallos, y no realmente en el zumo, que fermenta menos.

SU UTILIDAD NUTRICIONAL

Si tu hígado es frágil y digiere mal el vino, resérvalo para ocasiones especiales.

100 mililitros de vino tinto te aportan:

- 85 kilocalorías
- 0,06 gramos de proteínas

- 0 gramos de lípidos
- 2,5 gramos de glúcidos
- 0 gramos de fibras
- Índice glucémico: 0

SUS BENEFICIOS PARA LA SALUD

La paradoja francesa: el hecho de que los franceses tengan menos enfermedades cardiovasculares que los habitantes de otros países ricos ha hecho que los investigadores hayan destacado el poder muy antioxidante del vino. Esto se debe principalmente al resveratrol, un potente antioxidante natural que tiene este poder cardioprotector.

Antioxidante, digestivo, anticolesterol: si se fermenta correctamente y sin demasiados adyuvantes, su tanino (antioxidante) se asocia a la quercetina para dinamizar la vesícula biliar y mejorar la elasticidad de las arterias, disminuyendo su obstrucción por el colesterol malo. Los ácidos láctico, cítrico y tártrico del vino activan los jugos gástricos, pancreáticos y biliares.

Vitaminas y minerales: el buen vino natural ofrece muchas vitaminas (en especial, B y C) y oligoelementos, disuelve ciertos alcaloides y combate las alergias por su aporte de manganeso, que repara el exceso de histamina, responsable de las alergias.

¿Recetar o prohibir?: algunos médicos recomiendan más una copa de vino que una aspirina diaria para prevenir enfermedades cardiovasculares.

RECOMENDACIONES PRÁCTICAS

¿Cómo elegirlo?

Elige el vino bio. Pruébalo, compáralo, ve a ver cómo se hace, reedúcate. La agricultura biológica no utiliza el tartrato de potasio, el carbonato de calcio ni ningún otro ácido tártrico. El buen viticultor mezcla las cepas para combinar los diferentes grados de acidez y obtener el resultado óptimo, practica la fermentación natural de la uva mediante sus propias bacterias y no añade levaduras.

¿Cómo consumirlo?

Lo mejor es beber una copa de vino durante la comida (no en la cena). Si lo bebes con moderación, el vino y tú envejeceréis mejor. Sigue los consejos de temperatura.

¿Cómo conservarlo?

Si compras las botellas de una en una, consérvalas en un lugar fresco, lejos de la luz y, si tienes una bodega, pide consejo respecto a dónde dejar madurar el vino.

CONCLUSIONES DE LOS ESTUDIOS

Un estudio muy serio ha demostrado que las enfermedades cardiovasculares se reducen con el consumo moderado de vino. No olvidemos que la angina de pecho y la angustia son, etimológicamente hablando, sinónimos y que el vino disminuye su incidencia. Sin embargo, el exceso de vino tiene el efecto contrario. Así pues, el vino es bueno para el corazón, pero siempre con moderación.

Para beneficiarse al máximo de las virtudes del vino, es mejor beberlo joven. Por desgracia, la uva ha sido sometida muchas veces de forma irracional a tratamientos con pesticidas, fungicidas químicos y otros productos muy tóxicos, por ejemplo, el anhídrido sulfuroso (el azufre impide la oxidación). No te sorprendas si tienes dolor de cabeza. Existen, no obstante, muchos fertilizantes orgánicos naturales con efectos beneficiosos.

OTROS TÍTULOS DE INTERÉS

Amat
editorial

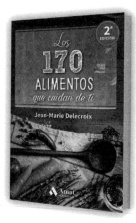

Los 170 alimentos que cuidan de ti

Jean-Marie Delacroix
ISBN: 9788497358262
Págs: 384

Más allá de los clásicos consejos sobre alimentación como que hay que consumir por lo menos cinco frutas y hortalizas al día y tomar leche por lo menos tres veces al día, sabrás qué alimentos debes tomar para afrontar el estrés, el cansancio, si haces deporte intensivo, si eres propenso a enfermar o si quieres estar en plena forma para una prueba deportiva o para largas jornadas de trabajo.

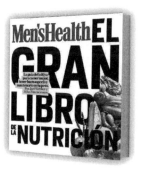

El gran libro de la nutrición

Joel Weber - Mike Zimmerman
ISBN: 9788497354363
Págs: 384

Una guía completa con todos los alimentos, recetas y trucos para mantener una alimentación 100% saludable. Un libro imprescindible para todas aquellas personas que deseen comer bien, sentirse mejor y perder peso rápidamente, además de disfrutar de una salud de hierro. Este manual de alimentación y nutrición, basado en exhaustivas investigaciones, ofrece los últimos descubrimientos científicos en nutrición, excelentes fotografías y recetas fáciles, sabrosas y saludables.

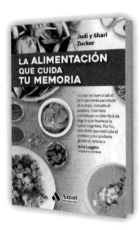

La alimentación que cuida tu memoria

Judi y Shari Zucker

ISBN: 9788497359009
Págs: 208

Unas medidas tan sencillas como comer correctamente, dormir las horas suficientes, reducir el estrés, no fumar, minimizar la ingesta de alcohol, tomar suplementos nutricionales, hacer ejercicio y mantener el cerebro activo pueden contribuir a prevenir el deterioro de la memoria.

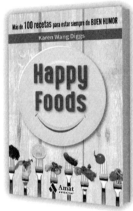

Happy foods

Karen Wang Diggs

ISBN: 9788497359269
Págs: 256

¿Comer todo aquello que nos gusta nos hace realmente felices? ¿Por qué muchas veces, después de saciarnos, nos sentimos culpables? ¿Cuáles son los alimentos que nos ayudan a estar cargados de energía de manera saludable? Comer todo lo que nos apetece sin pensar demasiado nos lleva a experimentar subidones y bajones de energía y cambios bruscos de humor. ¡Cambia o adapta tu menú y empieza ahora mismo a llenar tu día a día de buen humor!

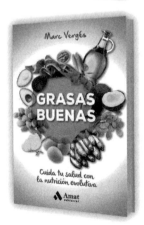

Grasas buenas

Marc Vergés

ISBN: 9788497359702
Págs: 160

Si quieres mejorar tu salud, disminuir tu peso, mejorar tu composición corporal o aumentar la musculatura, regular tus hormonas, mejorar tu estado anímico, dejar de ser un esclavo de la comida y aumentar tu energía, este libro te ofrece información, menús y recetas elaboradas con grasas saludables que conseguirán que tu alimentación mejore en sabor y saciedad a la vez que te ayude a prevenir problemas de salud.

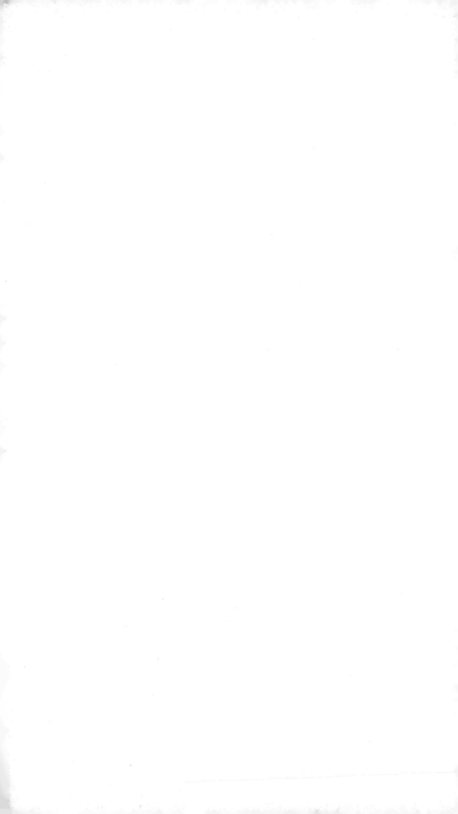